特別收錄 醫學博士×失智照護小提醒

編審 陳品洋 醫學博士

大腦逆齡對策，穴道醒神養腦術

簡單上手，一起HOLD住腦力！

抑鬱、肥胖、聽力障礙、
高血壓、糖尿病、心血管疾病……，
遠離失智症危險因子，讓大腦保持年輕！

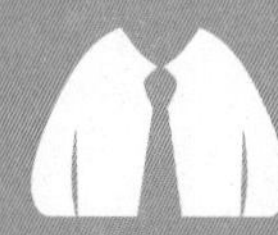

9大體質對症健腦　5大族群營養護腦對策　50種減齡防失智穴療法

目錄

Part 3 大腦減齡，頭好壯壯——九大體質對症防失智的穴道自療法

目錄

特稟型體質

失智的內隱危機——對症養護建議與經絡疏通自癒

聲明

關於本書彙整九大體質改善失智症狀的營養建議、食療湯膳之調養，與按摩、拍打、刮痧等方式，謹供讀者平日養生參考使用。由於每個人體質和狀況皆不同，在執行「穴療」的過程中，請隨時留意身體反應，避免施力過猛或時間太長。

此外，若身體已有明顯失智等相關病兆，應積極尋求相關科別的醫師諮詢，才能對症而解，同時在日常中進行飲食調理，改善生活習慣，達到預防為先，遠離疾病的期待。

＊關於本書取穴位置，長度單位換算如下：一寸＝三．三三三公分（cm）＝十分；一分＝三公釐（mm）。

專家名人推薦語

《活到100不失智》整理出許多日常生活中的疾病、症狀自療法，是一本相當實用的保健手冊，相信對大部分民眾的健康上有很大幫助。

睡眠品質不佳是現代人通病（根據統計目前世界上有高達三分之一的人都睡不好），本書提到的穴道療法，我在診所也會運用在失眠患者身上，像是：前庭、前頂、百會及玉枕穴等，都極具效果，讀者若能詳參本書，好好學習如何養護身體，必定受益匪淺。

——常春藤中醫診所院長
陳泰瑾 中醫師

「大病小病積，小病生活積！」平時若能透過對症穴道的自我療癒手法，將有助維持良好體質、改善日常症狀。

本書《活到100不失智》圖文並茂，提供淺而易懂的「九大體質對症養護建議和經絡疏通自癒之法」，讓養護失智症的選擇更多元。

——廣州中醫藥大學博士、廣州中醫藥大學校友會理事

楊筆強 中醫博士

失智症已經是個「老年人的流行病」，由於此「證」的問題多樣又複雜，基本以「退化」為主。

《活到100不失智》的出版是所有民眾的健康福祉，因為人體的經脈系統與穴位是一體兩面，而經脈直接影響到人體全身，所以本書教大家如何運用「穴位自療」來保健與預防失智的問題，期盼所有讀者都能獲得更多的健康智能與穴位自療的素養，過著健康又不失智的生活！

——世界衛生組織無國界中醫暨傳統與補充醫學聯盟副秘書長

蔡志一 中醫師

總序

血脈暢通，百病不生，減緩失智，樂活到天年！

陳品洋 醫學博士

人生而不平等，不僅因出生家庭的經濟不同、教育成長背景不同、生長的氣候、大環境不同，也因生活習性而成型的身體體質，而更加不同。

然而，世人都擁有追求健康、自由、幸福的權利，以正確方式調養就可以矯正體質，避免疾病侵擾。

不過，當我們忙碌追求外在名利與成就時，常常對自己認識不清、對身體不加留意與愛惜，於是顯現出個別症狀來提醒我們……。

沒有健康，外在名利與成就都是零！

人們往往疏忽身體，對於體質也瞭解不深，經常等到身體這台精密機器出現狀況，且不可收拾時，才驚覺為時已晚。當沒有了健康，一切外在名利與成就都變成零！

失智，正是人生必須面對的課題，老化是必然的現象，身體血管如此細小精密，用久了總是會堵塞，若是懂得勤加保養，使用年限當然可以延長，血脈暢通，百病自然不生，自能減緩頭腦的失智現象。

然而，不只是老年人才會罹患失智症，不少六十五歲以前的朋友就已經有失智的徵兆，一般認為和遺傳有關，並以阿茲海默症佔多數，其次是血管性失智症、額葉型失智症，其中又以年輕型失智患者的症狀通常較為嚴重、惡化速度較快，而且對藥物反應較差，更容易有較多精神行為症狀，例如幻覺、妄想、躁動，甚至語言行為等暴力，出現性情大變、東猜西疑的情況。

生命期拉長了，失智卻越見普遍？

此外，慢性高血壓患者、憂鬱症患者也是造成失智的重要族群，長期高漲的血壓使血管變得脆弱，大腦細胞損傷導致功能喪失，而氣血不暢的憂鬱症與失智症關係更加緊密，在臨床上難以區分，兩者常都出現表情呆滯、反應減弱、表情淡漠，對他人話語毫無反應等類似症狀。

現代失智不再以「記憶力不好」為核心症狀，透過專業的認知檢測量表，只要六大認知面向中，其中有一項出現障礙，就算是失智症了。

醫療與科學的進步，讓生命存活的時間延長，但失智的現象與趨勢也越見普遍與升高，意味著人們的生活品質因失智而大受影響，甚至感到生不如死、生無可戀的情形，對於照護病患的家屬也產生極大壓力，因此失智的課題也就成為大眾、專家及學者們競相研究與探討的主題。

趨吉避凶，去餘補不足的養生保健策略

面對失智這項課題，我們不只是要「頭痛醫頭，腳痛醫腳」，更需要找到失智發生的真正源頭。真的！我們確實都該先好好認識自己，特別是先認識自己的體質！

因為瞭解「生而不平等」，先天賦予的體質從出生就有個別差異，進而檢討後天因為氣候環境及生活累積的習性，重新給自己擬定「趨吉避凶，去餘補不足」的養生保健策略，尋求在天地之間常保清明、安身立命的智慧！

中醫就是常保清明且安身立命的養生智慧結晶，述說人與天地之間的關係，教導我們認識自己的體質，從而順應大自然天地四時變化，避開凶險，找回身心靈的平衡與健康。

認識自己的體質，從而「去餘補不足」，養好自己的體質就是養生，就是全方位預防失智的對策！

醒神養腦，全方位預防失智對應書

《活到100不失智：大腦逆齡對策，穴道醒神養腦術》便立基於此，從「中醫整體觀」與「九大體質」來談失智預防與養護，期許全面性的身體調理與改善，幫助讀者大眾找回整體健康。

本書是出版社精心為讀者蒐集，並扼要歸納整理的「全方位預防失智對應書」，從失智的定義分類、自我評估，並認識自己體質辨別開始，有效對症穴療教導，健腦運動等簡易操作，再到對應體質的日常生活食療建議，甚至提供五大族群的體質與失智案例，分享日常健腦養護對策，相當活潑實用，方便讀者自行比對、參照。

延續預防醫學養生系列：《循令食 家の味：24節氣歲時紀》、《穴療：對症按摩 x 拍打 x 刮痧，小病自己來！》為健康打底，《活到100不失智》同樣透過快速分類、高實用性、簡單上手，能讓讀者一目了然地參考，期盼大家每天認真地善待身體，一起醒神養腦，樂活到天年！

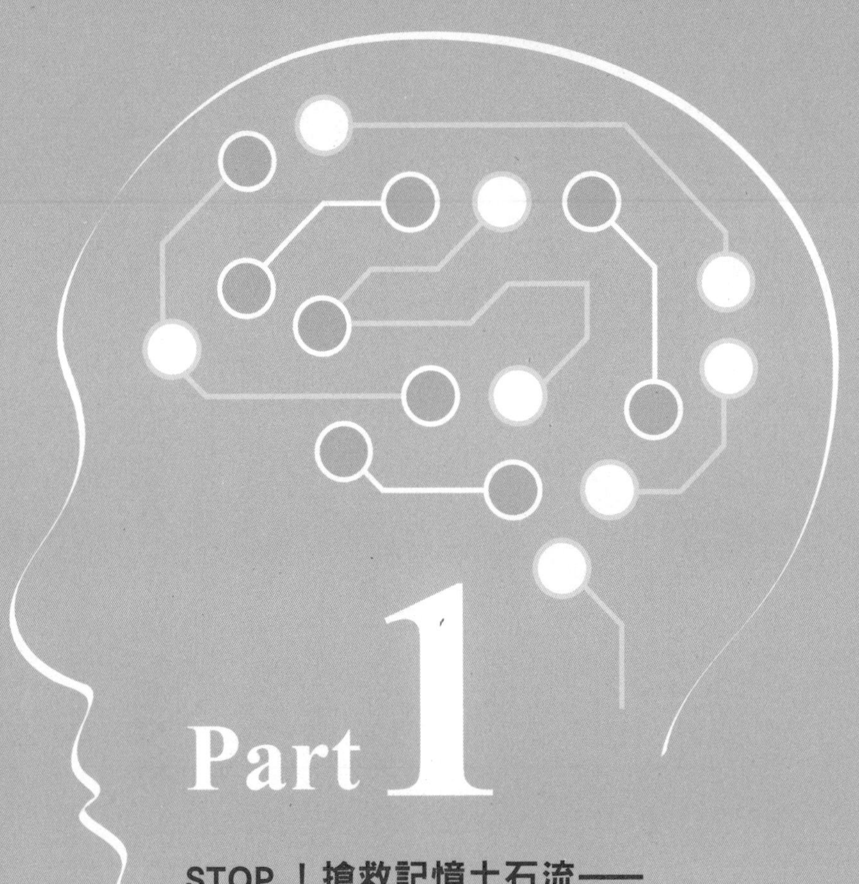

Part 1

STOP !搶救記憶土石流——直搗九大體質的失智風暴

本書依失智症危險因子、腦功能病變（失語、失認、失用、失行、失能）的外顯行為，比對中醫「九大體質」直搗失智核心，歸結改善個別外顯症狀與內隱危機，進而養護臟腑、調和百脈，恢復氣血平衡，以期達到醒神健腦、預防失智的終極目標。

01 驚爆！全球化的失智危機

全世界每三秒就有一人罹患失智症！因應失智症暴風圈逐年擴大，加上高齡化社會與年輕化趨勢，失智症的預防、治療、照護，已成了當前社會的重要課題之一，甚至攸關國安危機。

迷路、失神、忘東忘西、語言能力下降……，你的大腦開始退化了嗎？

台灣衛生福利部國民健康署資料統計顯示，二〇二二年台灣失智者人口預將超過三十萬人，其中六十五歲以上長者就佔了九成六，換算下來，等於每十二位長者中，就有一位是失智症患者！

然而，失智並非老年人的專利，臨床上已有不少年輕人、中年族群罹患健忘、認知障礙、阿茲海默症的案例出現，實在令人憂心。

每過三秒，世界上就多一人罹患失智症！

當我們拉高視野，觀察一下全球的情況，根據國際失智症協會（Alzheimer's Disease International, ADI）報告指出，全世界每三秒就有一人罹患失智症，也就是說，每五分鐘就會有一百位失智症患者。（這不是比病毒還要可怕嗎？）

直至目前，全球已經超過五千萬名以上的失智者，到了二〇五〇年，將會激增到一．三九億人，這個數字可以說相當駭人！（我們試想，如果未來的人類世界遭受失智全面突襲，所有人都將變得毫無思想，只能漫無目的在街上蹣跚行走或爬行的模樣，不就像是驚悚電影中的喪屍？）

由此可知，失智症的暴風圈逐年擴大中，唯有現在開始搶救大腦、養護體質，做好身體的全面健康管理，才有機會遠離這場失智風暴。

以下彙整失智症的科普小百科，包括：「失智症分期的可能表現症狀」、「正常老化現象 VS. 失智症」、「失智症種類、症狀與可能致病成因」，提供讀者進一步參照與認識各種失智症的型態。

圖表一　失智症分期的可能表現症狀

失智症分期	可能表現症狀
早期失智症	・偶爾健忘，但能在一段時間內想起來 ・有時候迷路，但最後能想起要去的地方 ・忘記說過的話、轉身忘了原本要做什麼，但最後還是能想起來 ・經常會重複性地說同一句話，表述能力下降 ・有時候會突然發呆，一段時間才回過神來 ・健忘症狀已經開始影響到工作，整體績效降低 ・越來越不喜歡社交活動，人際關係變差 ・有時候會無法控制情緒 ・發現組織能力降低，執行計劃上有些吃力
中期失智症	・經常忘東忘西，需要很久時間才想得起來 ・越來越沒有空間感，迷路後甚至忘了原本要去哪裡 ・認錯人，或誤認時間、日期，日夜顛倒 ・短期和長期記憶一起衰退 ・對於說話、寫字、行走，已經變得非常吃力 ・出現妄想，有視聽幻覺 ・經常坐著發呆（出神），然後就是一個下午，什麼事也沒做

階段	症狀
中期失智症	• 開始產生被害妄想、被家人遺棄感 • 無法正常工作 • 言語或行為的暴力傾向 • 原本會的事情，突然間都不會了
晚期失智症	• 忘記要做的事情，且想不起來 • 忘記自己，也忘記家人朋友是誰 • 喪失空間感，無法辨識方位 • 無法坐立與站立，需要依靠外力或輪椅 • 無法正常說話、寫字、行走 • 可以坐著發呆一整天，完全喪失運動功能 • 無法與人正常互動，沒辦法有社交行為 • 完全無法從事工作 • 性格完全轉變，做出任何詭異行為都不為奇 • 認知障礙，完全無法自主、自理，包括無法進食、大小便

圖表二　正常老化現象 VS. 失智症

	外在表現與行爲徵兆
正常老化現象	• 能夠自主、具獨立性；偶爾忘記事情，但一下子或經提醒會記起來 • 有時候會忘記家人姓名，但很快會想起來 • 語言功能正常，只是說話與反應會比較緩慢 • 認知功能正常，只是對於辨識上會需要一些時間 • 記得學習過的技能，也能夠正常行走 • 可以辨識方位與空間，只是有時候會迷路，但有方式找到出路 • 能夠維持社交與人際互動
失智症	• 老是忘記事情，而且很難再想起來 • 情緒變得暴躁或易怒 • 忘記自己是誰，也忘記家人朋友的姓名（失認） • 無法自理，日常中需他人協助（失能） • 發生認知障礙，無法執行學過的技巧，像是忘記如何如廁、穿鞋、繫鞋帶等 • 語言、認字與寫字能力喪失（失語） • 不喜歡動，喪失運動功能（失用） • 無法行走，走路容易跌倒（失行） • 無法辨識方位、失去空間感 • 失去社交與人際互動的興趣

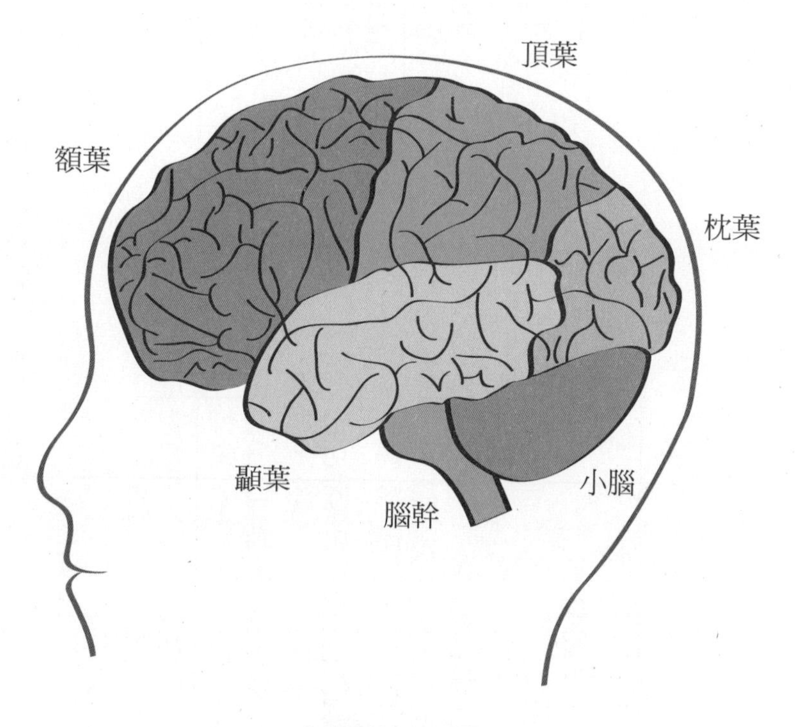

大腦各部位圖示

圖表三　失智症種類、症狀與可能致病成因

失智症種類	退化性			血管性	其他類別
名稱	阿茲海默症	額顳葉型失智症	路易氏體失智症	血管性失智症	
症狀表現	語塞、迷路、情緒不穩、專注力和執行力變差、妄想、幻覺	失語、失眠、表達困難、性格變異、呆滯、應變能力降低	抑鬱、手抖、跌倒、行動遲緩、幻覺、認知功能障礙	憂鬱、尿失禁、精神失常、妄想、認知功能退化	失憶、認知混亂等其他身體疾病
致病原因	腦神經受到破壞，俗稱老年痴呆症，也是最常見的失智症，且與糖尿病具高關聯	侵犯額葉及顳葉的大腦病變，且多為早發性病變	大腦相關病變	腦血管問題引發病變，且與高血壓、糖尿病、心臟病具高關聯	外傷、腦炎、腦瘤、後天免疫缺乏症候群、甲狀腺功能低下等

提早預防、早期診斷、及時治療，延緩失智症

「年紀大了啊！很多事自然會記不得啊！」許多人對於健忘這件事，都會用這樣的說法來自我安慰。

然而，失智症並非是正常的老化現象，而是一種疾病展現，唯有透過提早預防、早期診斷、及時治療，才能夠延緩大腦功能的持續退化。

因應失智年輕化趨勢，以及高齡化社會的到來，失智症的預防、治療、照護，已成了當前社會的重要課題之一，甚至攸關國安危機。

根據衛生福利部醫療司及社團法人失智症協會執行的《失智症診療手冊》所定義：「失智症是一種由腦部疾病、身體疾病、藥物或成癮物質使用所引起的持續認知功能下降及相關症候群。失智症的認知功能障礙包括：記憶、學習、注意力、語言、推理、計算、組織、規劃、視覺空間動作整合等執行功能或社交認知功能等。」透過瞭解失智的種類與成因，以及早中晚期別的顯現症狀，我們得以做出預防腦退化的行動。

目前針對阿茲海默症的西醫治療法，主要採用膽鹼酶抑制劑及NMDA受體拮抗劑，對於血管性失智症則運用抗血栓藥物，並針對血管風險因子的調控，日常中亦可維持運動習慣（有氧和肌力訓練）、中醫穴道按摩、記憶遊戲、懷舊與音樂治療，同時協助患者慢

慢恢復社交活動。

為了更全面評估失智風險，醫療機構結合AI人工智慧的大數據法則、擴散式磁核造影（Diffusion Magnetic Resonance Imaging），開發出腦年齡追蹤技術，藉此發現大腦白質退化跡象，作為腦健康的評量，提供醫師診治的客觀數據，早一步預防並延緩失智症的發生。

因應高齡化趨勢，世界衛生組織（WHO）曾於二〇一九年出版全新倡議《長者整合性照護指引》（*Integrated Care for Older People, ICOPE*），評估長者功能的「六大延緩失能」指標，包括：認知功能、行動能力、營養、視力、聽力及憂鬱，整合預防、醫療與照護需求，其實也可作為失智症的照護參考（失智危機評估），檢附表格提供讀者檢視與參照，若經自行評估後發現異狀，可盡早前往醫療院所，尋求專業協助。

圖表四 《長者整合性照護指引》「六大延緩失能」指標

	指標	自我評估內容	評估回答
A	認知功能	健忘、迷路、記憶力有衰退跡象，常常一回神就忘了剛剛要做的事情？	
B	行動能力	坐立起身測試：在十二秒內，雙手抱胸，連續起立、坐下共五次。	
C	營養	過去三個月，體重減輕三公斤以上，且經常感到食慾不振？	
D	視力	視力模糊，而且影響閱讀、寫字？	
E	聽力	請另一人以氣音說出三個數字，自己是否可順利複誦出來？	
F	憂鬱	過去兩週時常感到憂鬱、沮喪，且對一切活動提不起興趣？	

*參考資料來源：https://www.who.int/publications/i/item/9789241550109（2022.9.20 查閱）

02

中醫學整體醫療觀，九大體質對症防失智！

儘管失智症大多是不可逆的疾病，但國際權威期刊《刺胳針》指出，有高達四成以上的失智問題，可以透過控制或遠離風險因子而加以避免……。

世界衛生組織和國際權威醫學期刊《刺胳針》（*The Lancet*）都曾公布失智的危險因子，其中包括高血壓、聽力障礙、抽菸、肥胖、憂鬱、糖尿病等，以及不良的生活習慣與其他，像是：缺乏運動、過度飲酒、空氣汙染、社交孤立、缺乏運動能力、教育程度低等。

儘管失智症大多是不可逆的疾病，但《刺胳針》同時指出，有高達四成以上的失智問題，可以透過控制或遠離風險因子而加以避免，讓深陷失智風暴的人們看見一線希望。

因此，當我們比對失智症的潛在危險因子（內隱危機），與中醫「九大體質」內外症狀及中醫經絡學之後，竟然發覺兩者間有著極高的關聯性。

圖表五　失智症潛在危險因子VS.九大體質的失智內隱危機

失智症潛在危險因子	九大體質的失智內隱危機
・聽力下降	・聽力下降、耳鳴、多夢、手腳無力（陰虛型）
・肥胖症	・肥胖症、腹部肥滿、虛胖（痰濕型、濕熱型）
・過瘦	・過瘦、消瘦、吞嚥困難、食慾不振（陰虛型、氣鬱型）
・高血壓	・高血壓、心悸、心搏過速、便秘（陰虛型）
・高膽固醇	・高膽固醇、高血脂（痰濕型）
・高血糖	・高血糖（痰濕型）
・糖尿病	・糖尿病（痰濕型）
・心血管疾病	・心血管疾病、中風（痰濕型）
・心房震顫、心律不整	・心房震顫、心律不整、胸痛（陰虛型、血瘀型）
・壓力	・壓力、疲勞、緊張、煩惱（氣虛型、氣鬱型）
・脾氣暴躁	・脾氣暴躁、容易被激怒（陰虛型、血瘀型）
・憂鬱症	・憂鬱、情緒低落、精神不濟、健忘（氣鬱型）

- 抽菸
- 高齡
- 身體發炎
- 各種慢性疾病
- 空氣汙染
- 缺乏運動能力
- 過量飲酒
- 教育程度低
- 缺乏社交
- 腦外傷
- 其他
- 嚴重特殊傳染性肺炎（COVID-19）

- 抽菸、氣短、呼吸不順（氣虛型）
- 高齡、器官老化、脾胃失調（濕熱型、氣鬱型）
- 免疫力低下、皮膚炎（氣虛型、特稟型）
- 各種慢性疾病（痰濕型、血瘀型、氣鬱型）
- 氣喘、哮喘、呼吸道疾病（氣虛型、特稟型）
- 缺氧、失眠、健忘、皮膚癢、乾燥症（陰虛型、血瘀型、氣鬱型）
- 手抖、腳抖、手腳發麻、肝炎（陰虛型、血虛型、血瘀型）
- 手腳冰冷（陽虛型）
- 食慾不振、腸胃炎（氣虛型）
- 內分泌或自律神經失調、更年期（氣虛型）
- 過敏、自體免疫疾病（特稟型）

＊危險因子參考資料來源 1：《刺胳針》論文

https://www.thelancet.com/action/showPdf?pii=S0140-6736%2820%2930367-6（2022.9.20 查閱）

＊危險因子參考資料來源 2：2017-2025 世界衛生組織全球失智症行動計畫摘要

https://apps.who.int/gb/ebwha/pdf_files/WHA70/A70_28-en.pdf?ua=1（2022.9.20 查閱）

預防失智症，首推身體的全面健康管理

「失智症是有方法可以預防的！」因應世界衛生組織於二〇一五年《世界老齡化與健康報告》（*World report on Ageing And Health*）指出，邁向高齡化的關鍵在於如何活得久，又活得健康，並聚焦在功能性整合概念，構建出健康老齡的公共衛生框架。

因此，想要預防失智症，首推身體的全面健康管理。

如何透過有效管理，讓自己在邁向自然老化的過程中，還能維持健康的狀態？其中就包括靈活身體與靈敏大腦，意即避免走向失智與失能的風險，連帶造成龐大的照護壓力與支出。

如今以預防醫學（Preventive healthcare）為導向的健康促進策略，已經成為主流，而始終強調「上醫治未病」的中醫學、經絡學的整體觀，不啻是防病保健的先驅。

因此，本書循此脈絡醫理，彙整失智症危險因子、腦功能病變（失語、失認、失用、失行、失能）的外顯行為，比對中醫「九大體質」證候表現，透過人體經絡學直搗失智核心。

03

靈活運用穴療手法，對症改善體質外顯症狀與失智內隱危機

藉由人類「九大體質」對症處理核心問題，改善個別外顯症狀與內隱危機，達到醒神健腦的終極目標。

人體結構是一個整體概念，中醫學亦強調「天人合一、萬物一體、形神共養」的整體觀，其中包括生理、病理、辨證、診療、養護等完整配套。

上古醫典《黃帝內經》記載：「經脈為裏，支而橫者為絡，絡之別者為孫，盛而血者疾誅之，盛者寫之，虛者飲藥以補之。」闡述了「通則無病，無病則一身輕」的健康原理。

遠離失智內隱危機，穴療對症調理百病

中醫經絡學對應人體臟腑，藉由穴療循經導引有助疏通氣血，驅除邪氣，矯正體質的偏性。本書從整體（體質根源）切入失智（局部症候），藉由人類「九大體質」、中醫經絡學對症處理核心問題。

因此，透過圖表五「**失智症潛在危險因子** VS. **九大體質的失智內隱危機**」參照比對，可以發現，當我們的身體養好了，自然能降低失智風險。

日常生活中，藉由靈活的穴療手法自我療護，包括：**指壓**、**指摳**、**指掐**、**指推**、**撫觸**、**搓摩**、**揉捏**、**按推**、**拍打**、**推拿**、**刮痧**、**針灸**等方式，進行對穴按摩，對位疏通，對症排毒（可搭配中草藥或天然精油輔助），改善個別外顯症狀與內隱危機，透過濡養臟腑、調和百脈，恢復氣血平衡，不只能對症改善日常生活中的大小病痛，還能達到醒神健腦、預防失智症的終極目標。

圖表六　穴療前中後注意事項

期程	注意事項
穴療前	• 先讓身心靈平靜緩和下來（預備） • 可採靜坐、冥想、瑜珈方式 • 避免在飲食後、正中午、睡前操作（若屬安眠性質的穴道，便可用於睡前） • 孕婦和服用抗凝血劑者，暫不適宜
穴療中	• 指推、按揉或拍打時，留意力道拿捏，可依個人體質和身心狀況做出適切調整 • 可搭配中草藥或天然精油，有助放鬆神經、順利推揉 • 可選用輕鬆和緩的輕音樂 • 穴療部位若出現泛紅、青紫斑，感到痠麻痛時，即可停止，休息（隨時觀察）
穴療後	• 將出汗的身體擦乾 • 慢慢地飲用一杯溫開水 • 稍作休息與放鬆，可搭配深呼吸調息 • 可用五至十分鐘的靜心冥想，作為穴療的最後步驟（完成）

九大體質自我評估表，失智內隱危機對照圖

回溯上古醫典《黃帝內經》的經脈穴道、循經而行的養生學、九大體質證候表現，顯示出中醫學預防養護的原理。

根據中醫八綱辨證：表、裡、虛、實、陰、陽、寒、熱，依此開展出人體九大分型：平和型、氣虛型、陽虛型、陰虛型、痰濕型、濕熱型、血瘀型、氣鬱型、特稟型，而且每個人可能不只有一種體質，或許是兩、三種的混合型（兼證），詳細可透過自我症狀評估（可參考以下體質對照圖，依個人身體情況勾選相符描述，若符合五項以上，可能屬於該體質），或經由中醫師辨證。

一、平和型體質×遠離失智風險

- □體格勻稱
- □臉色紅潤，精力充沛
- □睡眠良好，記憶性佳
- □耳聰目明，聽力正常
- □肢體協調，應變能力強
- □心肺功能良好
- □食慾良好
- □腸胃道功能正常
- □排尿、排便順利
- □腿力強健，腳步靈活

小計：＿＿＿＿

對症穴道

神庭穴：安神、醒腦、泄熱
百會穴：醒神、開竅、明目
風池穴：散風、清熱

二、氣虛型體質×失智內隱危機

- □體格瘦弱或呈現虛胖
- □面色萎黃，容易疲勞
- □說話無力，呼吸短淺
- □容易出汗、盜汗
- □頭暈、頭痛，容易心悸
- □失眠，記性不佳
- □肺功能不佳，伴隨氣喘毛病
- □容易感冒，抵抗力不好
- □食慾不振，患有腸胃炎或胃下垂
- □肌力不足，肌肉鬆弛

小計：＿＿＿＿

對症穴道

膻中穴：利氣、寬胸
氣海穴：理氣、益氣、補腎強精
肺俞穴：補虛、調理肺氣

三、陽虛型體質×失智內隱危機

□ 體格微胖，容易水腫
□ 容易怕冷、畏寒
□ 性格內向，較為消極
□ 脈象無力，容易疲倦
□ 嗜睡，睡眠品質不佳
□ 精神不濟，容易忘東忘西
□ 容易腹瀉
□ 頻尿、多尿
□ 男性患有早洩等性功能障礙
□ 不孕

小計：＿＿＿＿＿

對症穴道

勞宮穴：補陽氣、瀉心火、好眠
湧泉穴：補虛、泄熱、強腎
關元穴：益腎氣、回陽救逆

四、陰虛型體質×失智內隱危機

□ 外型消瘦，不容易吃胖
□ 肌膚乾燥，容易搔癢
□ 皮膚易有色斑
□ 口臭、口腔潰瘍
□ 怕熱，手腳經常發熱
□ 耳鳴、失眠且多夢
□ 聲音沙啞，容易乾咳
□ 患有便秘、痔瘡
□ 脾氣暴躁，急性子
□ 甲狀腺亢進

小計：＿＿＿＿＿

對症穴道

耳門穴：聰耳、明目
手神門穴：安神、寧心、強記
合谷穴：疏散風邪、舒緩情緒

五、痰濕型體質×失智內隱危機

□外型肥胖，腹部肥滿
□油性肌膚，容易出汗且多汗
□精神不集中，容易疲勞
□動作緩慢，較為遲鈍
□口苦、口臭，容易水腫
□貪睡、嗜睡，容易健忘
□肩周炎等肩膀病變
□大便黏滯，消化系統不佳
□高血壓、高血脂、糖尿病
□小便混濁，容易起白泡

小計：＿＿＿＿

對症穴道

曲池穴：助排泄循環、調理氣血
中脘穴：健胃、運脾、消食
委中穴：泄熱、除濕、消腫

六、濕熱型體質×失智內隱危機

□體型略胖，容易出油
□性格暴躁，容易被激怒
□青春痘、疥瘡
□口苦、口臭、口瘡
□容易睏倦，健忘
□腹瀉或便秘
□小便偏黃、尿道炎
□腰痠背痛，肌肉易拉傷
□女性易有白帶問題
□風濕炎、類風濕性關節炎

小計：＿＿＿＿

對症穴道

巨髎穴：祛風、消腫、通竅
內關穴：安神、養脾、化濕
足三里穴：脾胃、清熱、化濕

七、血瘀型體質×失智內隱危機

□體格偏瘦，氣色不佳
□膚色暗沉，皮膚容易瘀血
□頭髮乾枯，容易掉髮
□容易健忘，患有失智傾向
□眼睛混濁，紅眼症
□失眠、落枕
□心悸、心慌，時常憂煩
□食慾不振，精神不濟
□手麻、腳麻，末梢神經循環不良
□痛經、閉經，月經易有血塊

小計：＿＿＿＿

對症穴道

水溝穴：理氣、開竅、醒神
大陵穴：寧心、安神、解熱
神道穴：散瘀、利氣、暢血流

八、氣鬱型體質×失智內隱危機

□體格消瘦或微胖
□性格內向，較為自卑
□頭暈、失眠、健忘
□敏感、多慮，容易疑心
□容易緊張、焦慮，憂鬱症
□胃痛、胃病、胃潰瘍
□月經失調，痛經
□女性容易患有乳腺炎、乳房疾病
□腹部脹痛、不孕症狀
□慢性胃炎、肝病

小計：＿＿＿＿

對症穴道

中府穴：散咳、清宣肺氣
內關穴：解鬱、去燥、好眠
極泉穴：預防心臟病、心肌梗塞

九、特稟型體質×失智內隱危機

- □體格較為瘦弱、矮小
- □容易過敏、鼻塞、打嗝、打噴嚏
- □頭暈、頭痛、健忘、注意力無法集中
- □氣喘、哮喘、花粉症等呼吸道毛病
- □過動症或遺傳性疾病
- □抵抗力差，容易患有流行病
- □對冷熱較敏感，環境適應力較差
- □皮膚易紅腫癢痛，濕疹、蕁麻疹
- □腸胃功能不佳，消化道出血
- □自體免疫相關疾病

小計：＿＿＿＿

對症穴道

迎香穴：清熱、通鼻竅、防過敏
列缺穴：利水、調腸、防過敏
百蟲窩穴：活血、止癢、改善蕁麻疹

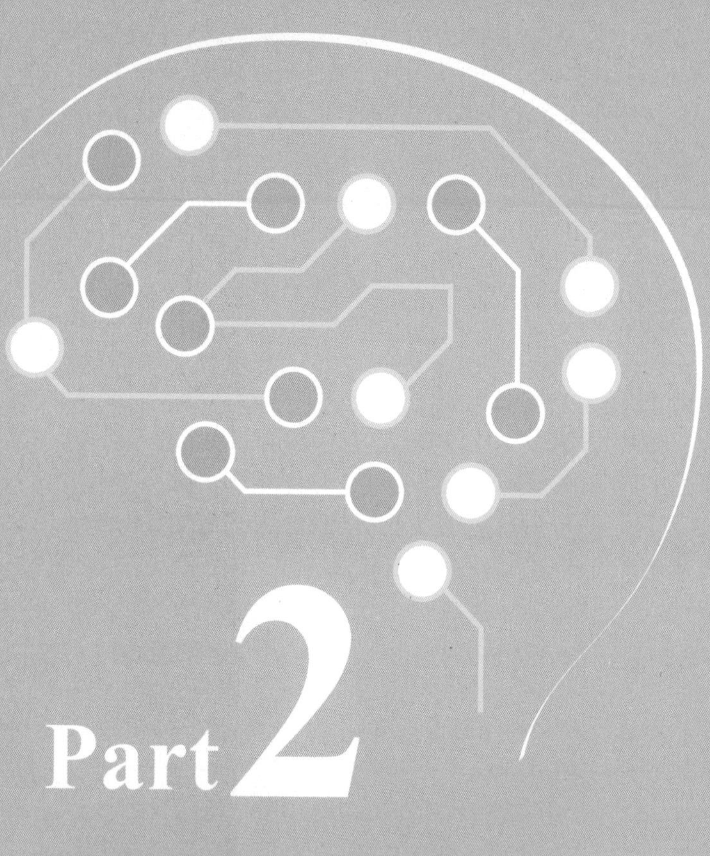

Part 2

對症養出大腦力，有效預防失智！

五大族群的營養健腦對策

「等我們老了是不是就會得失智症？」我們總有一天都會老去，但我們可以選擇從現在開始預防失智！

本章節根據不同體質，尋找經典案例，讓大家瞭解體質與大腦之間的關係，以及如何透過中醫食療來改善！

01 預防失智刻不容緩，幸好還來得及！

大腦只佔體重的百分之二，卻消耗人體能量的百分之二十。我們平常的生活方式與環境都會影響到大腦的健康，每一個錯誤的習慣就會傷害到大腦。

依據國際失智症協會（ADI）在《二〇二二年全球失智症報告》中表示，全球超過五千萬名失智者，二〇五〇年將成長至一億三千萬人，等於每三秒就有一人罹患失智症。

二〇一一年，台灣衛生福利部委託台灣失智症協會進行的「失智症流行病學調查」結果顯示，台灣六十五歲以上的老年人口約有三百一十萬人，失智人口就有二十五萬人，佔百分之七・九四。也就是說，六十五歲以上老年人口每十二人就有一位是失智症患者。台灣失智症協會也預估，未來失智症人口將會持續攀升。

預防失智的十個日常習慣

「等我們老了是不是就會得失智症？」我們總有一天都會老去，但我們可以選擇從現在開始預防失智！除了先天遺傳因素之外，失智症被認為大多是因為生活習慣造成的結果。世界衛生組織公布導致失智的危險因子，其中就包括**缺乏教育**、**聽力損失**、**頭部外傷**、**高血壓**、**糖尿病**、**飲酒過量**、**肥胖**、**缺乏運動**、**抽菸**、**憂鬱**、**社交孤立**，以及**空氣汙染**等十二種因子。由此可知，失智症是可以提前預防，重點在於如何避免危險因子，延緩失智症發生的風險。幸好現在看到這本書的你，還來得及！

以下提出十個預防失智的日常習慣，趁年輕時趕快改變壞習慣吧：

一、**運動：**這已經老生常談了，但還是很多人做不到。維持規律與足夠的運動量，就可以降低失智症的風險，建議每週有三到五次的運動時間，每次三十到五十分鐘的輕度或中度運動，例如游泳、健走、騎腳踏車等。

二、**充分睡眠：**這也是大家聽到耳朵長繭的建議。每天睡滿八小時，如果可以的話，中午也小睡二十分鐘，有效幫助減少三分之一的失智罹患率。

三、保護大腦免於外傷：世界衛生組織公布的危險因子就有提到頭部外傷。資料統計顯示，頭部曾經遭受外傷的人，罹患失智症機率會比其他人高。

四、每天運用大腦：多進行一些智力遊戲，可以幫助大腦運作。

五、遠離科技產品：研究顯示，經常滑臉書、電子產品的人，會導致記憶力衰退，趕緊放下手中的手機，抽離科技產品，腦力就會恢復。

六、維持社交活動：社交孤立也是造成失智症的因子之一，平時多與親朋好友交流，尤其是獨居老人，更要維持一定程度的社交活動。

七、戒菸：菸癮者罹患失智症的機率比沒有抽菸的人高，所以癮君子們為了自己的大腦，還是好好戒菸吧！

八、改變飲食型態：結合地中海飲食和得舒飲食的麥得飲食，被證實能夠降低認知功能障礙，幫助預防失智。（可參考2-5【醫學博士X照護小提醒】二合一專屬大腦健康的飲食法——麥得飲食）

九、保護血管：高血壓、高血脂、糖尿病等就是因為「肥胖」，導致血管老化，造成血流變差，腦神經缺少血液輸送的養分和氧氣，導致細胞死亡而引發失智症。

十、抱持樂觀：焦慮、抑鬱等負面情緒，容易讓罹患失智症的風險增加。

醫學博士 照護小提醒

吃飯八分飽，均衡攝取營養

飲食對預防失智來說，是非常重要的一環，在調整飲食方面，要謹記三點：營養均衡、規律進食、只吃八分飽。最後一項是不是很少聽到呢？

我們都知道肥胖是造成許多疾病的元凶，而且多半都是進食過量引起的，當我們攝取超過的熱量時，脂肪就會被囤積起來，引起肥胖，所以想要改善就要適度運動，並且改掉「過食」的習慣。

先來檢測看看自己有沒有過食的現象：吃很快、集中一次大吃、邊做事邊吃、不吃早餐。若有其中一項，可能就已經在失智症的路上！

如何預防過食呢？首先就是細嚼慢嚥，每吃一口可以在心中默念二十秒，在吃東西時，不要做其他的事情；一日三餐都固定時間吃；不要放任大吃大喝（例如吃到飽）；只吃八分飽。

或許擺脫長年的飲食習慣很難，但每一天一點一點的努力，就能改變了！

想要補腦，就要吃對營養素

大腦只佔體重的百分之二，卻消耗人體能量的百分之二十。我們平常的生活方式與環境都會影響到大腦的健康，每一個錯誤的習慣就會傷害到大腦，還好現在已經有一些已經認證對大腦有益的營養素，想要補腦，就要選對營養素！

以下簡單介紹幾種「健腦」食物，一起護腦吧！

一、**蛋白質**：根據《台灣老年醫學暨老年學雜誌》一篇針對六十五歲以上老年人的調查研究發現，當老人攝取越多的奶類時，認知功能異常的風險就越低，因此想要攝取蛋白質的人，可以根據衛生福利部的「每日飲食指南」來攝取足夠的蛋白質。蛋白質的主要來源包括動物蛋白質，如雞蛋、羊肉、雞肉、魚肉、牛肉等；植物蛋白質，如豆腐、豆漿等。

二、**海鮮**：海帶、魚類等海鮮產品含有豐富的碘、鈣、蛋白質以及不飽和脂肪酸，這些都是被公認為大腦的營養劑，還能延緩動脈硬化。

三、**維生素B群**：若體內缺乏維生素B群，容易損傷血管內皮細胞，導致血管粥狀硬化，影響到氧氣與血液輸送到大腦。

四、**鉀**：調整體液平衡的重要礦物質，可以幫助腦細胞新陳代謝，富含鉀的食物主要有豆類、蔬菜、菌類、橘子、香蕉等。

五、維生素E：能夠促進血液循環及抗氧化，保護血管中的膽固醇不被氧化，減少形成氧化膽固醇沉積血管的風險。

六、卵磷脂：人體合成乙醯膽鹼（負責記憶力的神經傳導物質）的主要原料，具有興奮大腦神經細胞的作用，當數量越多時，記憶力就會越高。

七、薑黃：薑黃可以促進血液流至腦部，降低發炎作用，也可以降低膽固醇，還能安定情緒。

八、Omega-3脂肪酸：二〇一六年《神經學》期刊論文指出，富含Omega-3的食物，可以降低阿茲海默症發生的機率，同時它也是情緒調節劑。Omega-3主要食物來源包含魚類、堅果、亞麻仁籽等。

失智症為不可逆的疾病，因此趁腦袋還健康時，好好預防就是最好的方法，除了改變生活習慣，也能從日常飲食中，攝取大腦所需的營養素來護腦！

02

陽虛體質——高中生記憶力下降，改善體質，備戰學測！

「昨天明明背單字到凌晨，為什麼還是記不起來？」經過中醫診療後，依據手腳冰冷、膚色慘白、精神疲憊、腹瀉的症狀判斷為「陽虛體質」。

「昨天明明背單字到凌晨，為什麼還是記不起來？」小雅是一名面臨學測的高三學生，希望可以在最後階段努力一把，考上自己的理想大學，每天都念到凌晨才洗漱睡覺。繁重的考試壓力，加上不到六小時的睡眠時間，長期下來精神越來越差，天天頂著黑眼圈上學，臉色也變得蒼白，讓父母十分擔心。

小雅也特別喜歡喝冷飲，不論是炎夏或寒冬，桌上的冷飲總是不間斷，尤其為了提振精神，每天都要喝一杯冰咖啡。因為要專心備考，整天待在冷氣房內，最近她發現自己**非常怕冷**，即使是在二十五度的教室內，也需要披一件外套；也發現自己喝冷飲就會**腹瀉**、**反覆生病**、**記憶力下降**，前一晚還背過的單字、公式，今天考試卻都想不起來，想到再過不久的模擬考，小雅為了不影響到考試，於是到中醫診所就診，希望可以將身體調養好。

經過中醫的診療後，並根據二〇〇九年中華中醫藥學會發布的《中醫體質分類判定標準》，依據**手腳冰冷**、**膚色慘白**、**精神疲憊**、**腹瀉**的症狀判斷，小雅是「**陽虛體質**」。

《黃帝內經》說：「人生有形，不離陰陽。」陰陽是生命的必備要素，當陰陽失去平衡，就會讓身體感到不適。當人缺乏陽氣，就會出現手腳冰冷、病懨懨的現象，可以說「陽氣」是身體的發電機，缺少陽氣就代表身體失去動能，毛病自然就增加，導致記憶力下降。

◆日常養生對策

長期作息不規律、喝冷飲，導致「陽虛體質」。陽虛體質的主要特徵為身體陽氣不足，因而出現了虛寒的情況，有手腳冰冷、精神不濟等表現。其調理原則為「**溫陽散寒**」，多吃溫熱性食物，少吃生冷食物與飲料，加強脾腎功能，把體內的寒氣排出，陽氣才能充足。

飲食中適當加入具有溫陽作用的食材，例如：羊肉、牛肉、雞肉、豬肉都有補陽的作用；蔬菜包括韭菜、芹菜、洋蔥、黑木耳、香菇等；核桃、紅棗、栗子、桂圓都是常見可以溫補怯寒的食材；平時也可以吃蘋果、橘子、葡萄等水果，補充體內陽氣；蔥、薑、蒜、胡椒、花椒、辣椒等調味料，也有助陽功效。

在準備餐點時，適當加入這些養陽的食材，減少冷飲、冰品，以及性寒食物的攝入，陽虛體質就可以獲得改善，不用再為體寒感到困擾。

◆ **食膳療方：當歸燉羊肉、烏骨雞湯、紅糖薑棗湯**

陽虛體質的營養改善對策

身為考生的小雅，需要長時間學習、缺少運動時間，大腦容易缺氧，導致記憶力下降。睡眠不足可能就是導致健忘的主因，可多吃富含色胺酸的小米，或是睡前喝一杯牛奶助眠；喝一碗百合蓮子湯，防止夜寐多夢、失眠、健忘，讓小雅在不多的休息時間中安睡。

體內寒氣重，導致身體虛弱，抵抗力不足，多補充抗氧化食物提升免疫力，例如補充富含維生素C的水果。

考生最注重的是如何提升記憶力，可攝取含Omega-3不飽和脂肪酸的魚油。魚油內所含的DHA是大腦皮質組織重要成分，具有協調神經迴路傳導的作用，可以提升記憶力，讓大腦變聰明！

醫學博士照護小提醒

養成運動習慣，增加記憶力

高中生面臨學測的壓力，整天坐在書桌前，只有吃飯、上廁所、盥洗，才會離開座位，不只可能導致肥胖的隱憂，還可能因為壓力過大，記憶力下降，造成考試時寫不出答案！因此，在改善生活習慣上，除了保證充足睡眠之外，養成運動習慣也一樣重要。

根據研究實驗證明，運動時，會增加一種叫做「腦啡肽酶」的酵素，可以分解阿茲海默症的致病因子——「β澱粉樣蛋白」，並且肌肉細胞會分泌運動才會產生的荷爾蒙物質——鳶尾素，可活化腦神經細胞，連帶預防失智症。

由於高中生著重在學習上，因此建議一次運動三十分鐘，每週運動三次以上即可，例如可以到操場慢跑或是快步健走，最重要的是屁股離開椅子，養成運動習慣，不只可以增加記憶力，還能提升免疫力與抵抗力。

03

濕熱體質——上班族忘記客戶姓名，差點丟工作？

曉曉也經常為臉上的痘痘、粉刺、出油而感到困擾，買了一堆保養品，也毫無效果。直到出現月經失調的狀況，才下定決心去中醫診所調養身體……。

三十二歲的曉曉是一家大型企業的上班族，工作節奏快速，白天不是在開會就是在寫策劃，晚上還經常加班到深夜，有時候還需要喝酒應酬，常常處於睡眠不足、身心俱疲，導致心情也十分煩躁。

曉曉也經常為臉上的**痘痘**、**粉刺**、**出油**感到困擾，買了一堆保養品，也毫無效果，但因為需要加班，下班就只想回家，一直都沒有去看醫生，直到出現月經失調的狀況，才下定決心去中醫診所調養身體。

在看診時，對醫生說自己**記憶力減退**的情形：「最初只是忘記帶鑰匙、手機，到後來忘記帶工作資料，甚至最近經常忘記客戶的名字、走到某處忘記要做什麼、忘記要查哪些資料，以往主管交辦事項只需要說一遍就可以記住，現在卻得在筆記本、行事曆、手機紀錄下來才可以。」讓她十分困擾。

經過中醫師的「望聞問切」，曉曉的**皮膚泛油**、**舌苔黃厚**、**口腔有異味**，判斷是「**濕熱體質**」而致。濕熱體質的人容易出現四肢無力、記憶力減退、情緒波動大、皮膚泛油、冒痘、口乾、口臭的狀況，而女性還可能引起月經失調。經過飲食調養後，不只找回記憶力、經期正常、不再失眠，還因為效率提高，得到公司賞識而升遷！

◆日常養生營養對策

所謂濕熱，就是濕和熱兩種邪氣侵入體內，上班族因為生活習慣不良、工作壓力大，容易造成體內濕氣重，一旦被濕氣纏身，影響最明顯的就是皮膚了！這種體質的人通常膚色偏黃、泛油、毛孔粗大、長痘痘、口臭，讓人不堪其擾。

濕熱的產生大多跟脾胃運作功能失調有關，身體無法阻擋邪氣的攻擊，而這樣體質的人不適合再進補，更容易出現上火的症狀，反而加劇身體的負擔。

濕熱體質的飲食調養對策

濕熱體質者的飲食以清淡為最高原則，最忌諱甜食、過油、辛辣的食物，例如：少吃羊肉、動物內臟等肥厚油膩的食材，另外像是韭菜、生薑、辣椒、胡椒、花椒等有溫陽作用的食材也要減少食用，避免讓體內熱氣更多，大家都愛吃的火鍋、炸物、燒烤等，也要拒絕！

濕熱體質者可以在日常飲食中，加入以下幾種可協助清熱化濕的食材，將濕熱趕出體外：綠豆、紅豆、芹菜、瓜類（西瓜、冬瓜、絲瓜、黃瓜等）、馬齒莧、蓮藕（生藕適合火氣大者，熟藕則適合腸胃虛弱者）、荸薺、水梨、薏仁等。

想要調理濕熱的問題，並非一天就可以實現，需要長時間、改變以前的生活習慣，就可以把堆積在體內的濕熱趕出去！

◆ **食膳療方：綠豆蓮子粥、芹菜炒豆乾、蓮藕排骨湯**

「要不要一起訂飲料？」下午茶時間是上班族最輕鬆的時候，在昏昏欲睡的下午喝一杯含糖飲料，精神都來了！根據「二〇一二台灣上班族腦年齡大調查」的結果顯示，上班族的平均年齡為三十三．六歲，腦年齡卻是六十．五歲，比實際年齡還要高出許多！上班族們一天有八小時或以上的時間都坐在電腦前，大腦瘋狂運轉，加上高油脂、高糖的精緻飲食、含糖飲料，加速了腦部老化的速度。不想要大腦提早老化，就要趁年輕開始「護腦」，以免年紀輕輕，頭腦就衰老了！

下午茶時，放下手中的零食，改成南瓜子吧！南瓜子味甘、性溫，含有胺基酸、脂肪、維生素B、維生素C等營養素，可以有效地舒緩疲勞與增加記憶力。

另外，經常被當配角的花生，也能夠減緩老是健忘的情況。這是因為花生富含卵磷脂和腦磷脂，主要分布在大腦、神經系統中，抑制血小板凝結、防止生成腦血栓，延緩腦功能衰退，是維持我們的記憶非常重要的堅果。

將含糖飲料換成牛奶吧！牛奶含有大量鈣質、蛋白質以及色胺酸，具有安定神經的作用。失眠也是造成健忘、腦霧的主因，睡前喝一杯牛奶，也有助於腦袋的健康。

醫學博士照護小提醒

掌握外食小細節，不放棄對營養的堅持！

「常外食不健康！」許多外食族心裡也知道外食高油高糖，常吃對身體不好，但現實就是租屋處可能不能開伙，或是經常加班只好在外頭吃。

通常我們在外頭吃飯，最大的問題就是蔬菜量不夠、過油以及鹽分攝取過高，如果我們花一點小小的心思，將這些讓外食不健康的因素去掉，多注意一些細節，讓自己在外面也吃得和家中一樣均衡呢？例如在吃自助餐時，將肉類換成蔬菜、吃湯麵不要把湯汁喝完、盡量減少吃加工肉類、避開純碳水化合物餐飲組合（義大利麵配麵包）。當事先得知晚上會吃大餐時，午餐就可以稍微調整一下，增加蔬菜的份量。

另外，外食族最常選擇一樣主食，不講究搭配，最後就變成碳水化合物組合！在點一碗飯或是拉麵時，可以多加點小菜，不僅可以增加豐富度，也可以攝取營養。在繁忙的工作以及客觀環境限制下，無法自己在家好好烹煮餐點，即使如此，我們也不要放棄對營養的堅持，掌握外食小技巧，多一點小改變，讓身體可以多攝取營養素！

04

陰虛體質—更年期拉警報，滋潤養陰不再「乾澀」

燥熱、冒汗、腰痠背痛、睡不好、陰道乾澀、健忘……，更年期就屬於「腎陰虛」，對於此體質的女性，應該遵循「滋潤養陰」的養生原則，來改善更年期的症狀。

「最近一直感覺**燥熱**、**瘋狂冒汗**、**腰痠背痛**，晚上**睡不好**，導致白天**精神不濟**，有一次還在會議上打瞌睡！」李太太在一次聚會中，跟朋友訴苦：「而且做事情丟三落四，**記憶力也沒有以往好**……。」還有一件事情讓李太太難以啟齒——**陰道乾澀**，讓她總是因為搔癢而坐立難安，然而造成所有症狀的原因，竟是因為更年期！

「陰勝則陽病，陽勝則陰病。陽勝則熱，陰勝則寒。」中醫養生注重陰陽的觀念，陰陽是一個平衡狀態，若一方減少就會導致失衡，《黃帝內經・素問》也提到：「年四十，而陰氣自半也，起居衰矣。」人到了四十歲，體內的陰氣減少，而「陰」具有滋潤人體的作用，一旦陰氣虛弱，無法牽制陽氣，就會導致乾燥、虛熱的症狀。

透過中醫問診、觀察脈象和舌頭，辨認李太太為「**陰虛體質**」，而更年期就屬於「**腎陰虛**」，對於此體質的女性，應該遵循「**滋潤養陰**」的養生原則，攝取具有滋補肝腎、養血補血、降火的飲食，來調理身體，改善更年期的症狀。

◆日常養生對策

中醫學認為，陰具有滋潤人體的作用，在《黃帝內經》提到「肝藏血」、「腎藏精」，血與精都是組成陰液的重要成分，若體內陰液充足，身體就會獲得足夠的滋養，燥熱、盜汗、乾澀的症狀，就會迎刃而解。

陰虛體質的飲食調養對策

陰虛體質可適當吃些甘涼潤燥、生津養陰的食物，例如葷食部分可多吃鴨肉、豬腳、魚、蝦、雞蛋；蔬果類則選擇能夠清潤滋陰的蔬果，例如蘿蔔、番茄、洋蔥、豆腐、木耳、甘蔗、菠菜、奇異果、梨、蘋果等，這些食品多味甘、性寒涼，皆有滋補陰氣之效。奶豆類則可吃芝麻、黃豆、牛奶、雞蛋、豆漿等，都是不錯的補陰食材，在烹飪食品時，以燜、蒸、燉、煮為主，並且多使用麻油調味，盡量不要加入花椒、辣椒、蔥、薑、蒜等傷陰耗液的辛香料。

由於陰液缺乏導致易渴的現象，因此對陰虛體質的人來說，多喝水就是最基本、必備的調養方式。

陰液對人體非常珍貴，尤其是對女性而言，因此凡是會消耗陰液的食物，如油炸食品、燒烤、麻辣鍋等，都要堅定地拒絕，千萬不要被香氣影響了！調養體質不是一蹴而成的事情，只要遵循飲食調養原則，自然可以發揮很好的滋養效果，改善體質！

◆食膳療方：番茄炒蛋、菠菜粥、銀耳水果沙拉

更年期對於女性來說，就像是人生關卡的大魔王，是中年到老年的過渡階段，卵巢功能逐漸衰退，雌激素分泌開始減少，出現月經不規律、熱潮紅、心悸、健忘、全身痠痛、情緒起伏大、健忘等症狀，嚴重影響到日常生活，更年期是女性必經之路，所以減少對身體的影響至關重要。

許多女性在更年期時發現自己的記憶力越來越差，可以通過改變飲食方式、營養攝取來減緩老化的進程，維持大腦的健康。

橄欖油和堅果類食物富含抗氧化物，對於延緩大腦功能衰退有很大的幫助，平時飲食方式可以改為以蔬菜、全穀類為主食的地中海飲食，因為穀類、蔬菜中富含維生素B以及維生素D，對於老年認知功能退化也有延緩的作用，若再搭配「陰虛體質」食用原則，相信陰虛體質的更年期婦女將可以獲得所需營養素，不用再因身心不適、健忘所困。

醫學博士 照護小提醒

太極拳舒緩情緒，更年期不再「易燃易爆炸」

更年期女性因為雌激素下降，容易比以往出現悶悶不樂、煩躁的情緒，一不小心就像是點了炸彈一樣，毫無徵兆地直接爆炸。

因此，更年期婦女應該注意情緒變化，以樂觀、包容的心態去面對生活，學會接納自己的負面情緒，平時不要把專注力放在家庭或工作上，可以向外多多發展興趣，例如唱歌、旅行、運動等等。

研究顯示，運動不只可以強健身心，還能活化大腦，減少認知功能障礙的風險，也可以幫助改善多種更年期症狀，例如打太極拳。太極拳動作舒緩、強度中等，非常適合不經常運動的中年人，選擇一處空氣新鮮的空地進行，不僅可以舒緩情緒，更重要的是，還有研究證明太極運動可以幫助提升記憶力！

05 痰濕體質——校草變油膩大叔，竟是「痰」惹的禍！

當不易被消化的食物進入身體，就會給脾胃造成負擔，導致凝結成「痰」留在體內，想要脫離痰濕體質，就要遵從醫聖張仲景所說：「病痰飲者，當以溫藥和之。」

「最近吃很好喔！肚子都有了啊！」參加大學同學會時，看見很久不見的老黃，曾經是瘦瘦高高的帥小伙，現在已經是大腹便便、油光滿面的中年大叔，讓人不禁感嘆：「時間真是一把殺豬刀！」

「我這幾年很常感到疲憊，經常怎麼睡都不夠，很容易生氣，我老婆都快被氣走了！

最近還出現健忘的傾向，經常忘記客戶的名字、會議，差點弄丟客戶咧！」聽到他在餐桌上說的話，不禁讓我多嘴問了一句，果不其然，他還有**胸悶**、**便秘**、**容易出汗**的症狀，讓他吐舌看一下，猜測他就是「**痰濕體質**」，建議他去給中醫調理一下，避免讓情況變得更糟。

過一段時間，他打給我證實了當時的猜測。中醫有句話叫做：「諸濕腫滿皆屬於脾。」當涉及到「濕、腫、滿」的問題時，就從脾開始找出癥結點。痰濕體質的人新陳代謝能力下降、脾胃無法正常運作，當不易被消化的食物進入身體，就會給脾胃造成負擔，導致凝結成「痰」積留在體內，導致形體肥胖、易出汗發黏、嗜睡、油膩的狀況，長久下來就會引發三高、中風、糖尿病，男性可能會有前列腺肥大，女性則是不孕症等情形。

痰濕體質的人大多胃口好，尤其喜歡甜食、炸物、肥肉等食物，這些食物進入人體就會變成脂肪堆積在體內，久而久之就會形成肥胖油膩的外表，想要擺脫痰濕體質的話，就要從飲食方面著手，首先就從戒掉高糖、高油的食物開始吧！

◆日常養生營養對策

元代著名醫家朱丹溪說過：「百病皆由痰作祟。」這句話體現了痰濕體質的複雜難纏和危害，在中醫學中，痰就是因為「陽虛陰盛」造成的結果，因此想要脫離痰濕體質，就如同醫聖張仲景所說：「病痰飲者，當以溫藥和之。」

膳食應以清淡為主要原則，選擇化濕怯痰、健脾、補陽功效的食物。補陽食物包含牛肉、羊肉、雞肉、韭菜、黑木耳、銀耳、番茄、菠菜、黑芝麻、綠豆、核桃、桑葚、葡萄、甘蔗、桂圓、肉桂、辣椒、花椒、薑等補陽食材；日常可以取得化濕的食材很多，可多吃魚蝦等肉類，如鯽魚、河蝦、海蜇皮、海帶等水產品，還有蔬果類如冬瓜、南瓜、白蘿蔔、玉米、洋蔥、高麗菜等，都是化濕的好選擇。

前段提到脾虛就是導致身體痰濕的主因，因此調理脾胃才是首要之選，為了不讓已經虛空的脾胃再受到負擔，吃飯八分飽、少吃肥、甜、生冷的食物、不過量飲水，並且搭配醫聖所說的「以溫藥和之」，適當利用藥膳，將體內痰濕邪氣一掃而空！

以下這些中藥製成藥膳，如砂仁、陳皮、薏仁、茯苓、荳蔻、扁豆等，如果能在藥膳中，善加利用這些藥材，對調理痰濕體質有不錯的效果。

◆食膳療方：冬瓜粥、韭菜炒蝦仁、降脂茶

根據研究顯示，肥胖會使人在中年時出現腦組織萎縮，特別是腹部肥胖的人，不僅容易有代謝症候群，發生心血管疾病機率大增，甚至連失智症的機率都會升高！

人過中年後，腦部會逐漸發生老化，往往會出現「丟三落四」的健忘現象，為了延緩失智症狀，需要找尋發病原因，通過攝取足夠營養來防患於未然。

因此，平日飲食少油少鹽，多多攝取維生素、礦物質、膳食纖維等營養素，如蝦子、鮭魚等含有蝦紅素，具有抗氧化活性，有效保護神經細胞，改善記憶力；另外，也可選擇藍莓、葡萄、蔓越莓、黃豆、洋蔥等富含可防止老化的多酚；在米飯中添加薑黃煮成薑黃飯，可以降低發炎作用，保護神經細胞，達到預防失智的效果。

醫學博士 照護小提醒

二合一專屬大腦健康的飲食法——麥得飲食（Mind Diet）

「麥得飲食」是地中海飲食與得舒飲食的結合，被認為能夠改善認知功能，並且降低罹患阿茲海默症風險的飲食法。「地中海飲食」重視多蔬果、橄欖油、適量的乳製品以及紅酒；「得舒飲食」則重視高鉀、高鎂、高鈣、增加膳食纖維和不飽和脂肪酸，因此相結合創造出專注於大腦健康的「麥得飲食」。

食物種類	份量／頻率	食物種類	份量／頻率
全穀雜糧	≥3份／每天	蔬菜（每天不同）	≥1份／每天
紅酒	1杯／每天	堅果類	≥5份／每週
莓果類	≥2份／每週	豆類	≥3份／每週
魚類	≥1份／每週	紅肉／加工肉	≤4份／每週
奶油／人造奶油	<1份／每天	點心	<5份／每週
油炸／速食	<1份／每週		

06

血瘀體質──出門忘了回家路，氣血堵塞導失智

血瘀與衰老也有一定的關係，隨著年齡增長，營養代謝慢，多餘的養分堆積在體內中，當血氣無法往腦部流通，可能就會導致健忘，甚至是失智的發生……。

隔壁的老張年過八十歲了，這幾年老化的速度很快，記性越來越差，有一次自己跑出門後，竟然忘了怎麼回家，讓家人緊張不已，幸好在路上碰到友善路人，將老張送到警察局，從老張的身分證件中，找到回家的路。

有關失智症相關的描述，最早見於《黃帝內經．靈樞》：「人之善忘者，何氣使然？

岐伯曰：『上氣不足，下氣有餘，腸胃實而心肺虛，虛則營衛留下，久之不以時上，故善忘也。』」故而可以得知，因為**脾腎虧虛**、**氣滯血瘀**，從而導致的失智。

根據目前的醫學技術，尚沒有痊癒的方法，因此老張的兒子尋求中醫，想藉由食療來延緩父親的症狀。《黃帝內經．素問》中提到：「脈氣流經，經氣歸於肺，肺朝百脈，輸精於皮毛。」中醫認為，血是由氣變化而來，人體的能量主要依賴氣血可以順暢地運行，一旦精氣不足就會導致氣滯的現象，而老年人因為身體老化，容易出現氣虛的症狀，喪失推動血氣循環的動力，因而當老人家吃下油膩的食物時，容易在體內產生痰濕，一旦受阻，就會形成**血瘀**。

所以，血瘀的產生跟人體衰老也有一定的關係，隨著年齡增長，營養代謝減慢，多餘的養分（如脂肪）就會堆積在體內中，嚴重者就會造成心血管堵塞，當血氣無法往腦部流通，可能就會導致健忘，甚至是失智的發生。

◆日常養生營養對策

面色暗沉、容易長斑是血瘀體質的最大特徵，想要化解阻塞在體內的「血瘀」，應從內而外進行活血怯瘀的調理。《血證論》中提到：「瘀血不去，新血且無生機。」由此可知，要先把體內的瘀血除掉，健康的新血才能在體內暢通無阻，而「怯瘀」就是第一步驟。

血瘀體質的飲食調養對策

血瘀體質的人，應多吃具有調暢氣血功效的食物，如山楂、醋、黑豆、桃仁、紅糖等有著活血散瘀、行氣解鬱的效果，儘量少吃寒涼、油膩的食物，如烏梅、蛋黃、蝦、豬肉、冰、涼飲等滋膩的食物。

另外，若是適量飲用紅葡萄酒、糯米酒或是黃酒等，也可以促進血液流動，不過高血壓與冠心病的患者，就得避免，以免造成危害。

在以食療來調整身體時，可以選擇搭配以上這些有助於緩解血瘀不適的食物，延緩血瘀以及失智的症狀，例如可以將黑豆加入烹煮成黑豆粥，或是用紅酒來燉牛肉等菜餚。

然而，當擁有嚴重的血瘀體質時，單純利用食材來調理身體已經無法力挽狂瀾，這時可以再搭配藥膳來調理，選擇當歸、田七、丹參、紅花、桃仁、銀杏葉、柴胡等可活血化瘀的藥材，以保血氣可以順利暢通。

◆食膳療方：竹筍粥、當歸田七烏雞湯、蜂蜜紅花茶

血瘀體質的營養改善對策

在飲食方面，失智症並沒有如糖尿病、高血壓等病症，有少糖或少油等飲食原則，我們能做的就是給患者攝取均衡營養，尤其是對大腦有益的天然食品。

根據研究發現，類黃酮可以降低百分之二十的老年認知下降的風險，而色彩鮮豔的蔬果就富含豐富的類黃酮，如我們常見的豆類、番茄、菠菜、櫻桃、木瓜、草莓等蔬果，以及富含膳食纖維的地瓜、β-胡蘿蔔素的胡蘿蔔，以及維生素的羽衣甘藍等健腦蔬菜。除了蔬果的攝取，還可以多食用青皮魚的魚油含有DHA以及EPA，這兩者是被稱為Omega-3的必需脂肪酸，可以預防輕度認知障礙，以及阿茲海默症的營養素。

在烹調時，也可以使用橄欖油、亞麻仁籽油、紫蘇油，或是芥花油來取代動物油脂。不論是蔬果、水果或是調味料，都不只能夠預防失智症，對預防其他疾病也很有效！

醫學博士 照護小提醒

「我也做得到！」失智症患者的復健方式

除了食療之外，面對失智症患者可以透過各種復健方式，給大腦帶來刺激，延緩症狀惡化、照顧患者心理，並且提升生活品質。

復健方式包含作業療法、回想法、身體能力訓練、音樂療法、動物療法、美術療法以及學習療法，通過一些簡單的活動，讓失智患者可以活化大腦，也可以連帶讓失智患者恢復自信。

- **作業療法**：使失智患者集中精神、增強專注力與記憶力。
- **回想療法**：透過回憶來活化大腦，使其內心感到安定。
- **身體能力訓練**：藉由起床、起立、步行等基本動作，來維持運動能力。
- **音樂療法**：接觸不同音樂來安定患者的情緒，熟悉的曲子也會活化大腦。
- **動物療法**：藉由照顧動物，讓患者找回安心與自信。
- **美術療法**：讓患者進行自由創作，使患者集中精神，並讓他們平靜心情。
- **學習療法**：透過簡單題目讓患者解題，可以活化大腦，還能提振活力。

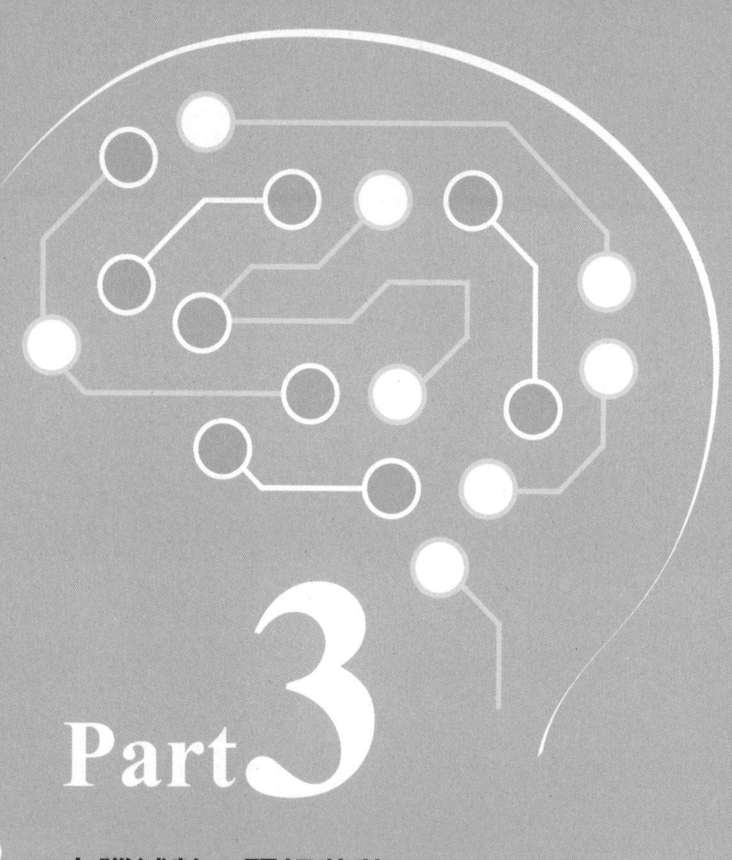

Part 3

大腦減齡，頭好壯壯：
九大體質對症防失智的穴道自療法

「體質養好了，頭腦也跟著清楚了！」

依據九大體質分型的常見症狀表現，舉凡：腦霧、頭暈、耳鳴、失禁、氣弱、失眠、精神不濟、手足心熱、敏感多慮……，這些影響日常生活的小毛病，都會直接或間接導致注意力渙散、記憶力衰退、精神衰弱，而成為失智的內隱危機。

平和型體質

失智的內隱危機——對症養護建議與經絡疏通自癒

平和型的人，是九大體質中最健康的一種，大致上擁有充沛的精力、性格陽光開朗，整個人看起來容光煥發，比較沒有外顯毛病。

平時若能透過對症穴道的自我療癒手法，將有助維持良好體質、改善日常症狀，並且保持心情愉悅，進而遠離失智的內隱危機，讓頭腦清晰又靈光，留住記憶力。

01

養腦前先養體質，健腦操幫大腦減齡！

「體質養好了，頭腦也跟著清楚了！」

依據九大體質分型的常見症狀表現，舉凡：腦霧、頭暈、耳鳴、失禁、氣弱、失眠、精神不濟、手足心熱、敏感多慮……，這些影響日常生活的小毛病，都會直接或間接導致注意力渙散、記憶力衰退、精神衰弱，成為失智的內隱危機，最後互為表裡，形成惡性循環。

「啊！我出門好像忘記關瓦斯了！」情緒緊張、個性急躁匆忙，或長期處在高壓、緊張、快節奏的工作環境，容易患有內分泌失調、慢性疲勞症候群，也會提高失智風險，造成認知障礙、腦功能退化（失語、失認、失用、失行）

的外顯行為。

因此，我們可以從源頭（改善體質與日常作息）著手，透過經絡穴道的對症按摩、拍打、刮痧，像是**神庭穴**、**前頂穴**、**百會穴**、**玉枕穴**、**風池穴**、**天柱穴**，將有助提神醒腦、疏通氣血，同時依照「體質特性」補充所需的營養食膳，藉此調整身體、養護五臟、恢復內外平衡，進而提升腦健康，鎖住記憶，遠離失智危機。

小檔案

作用部位：頭頸部

體質症狀：健忘、頭暈、頭痛、憂思、多夢、頭頸僵硬

穴療要點：神庭穴、前頂穴、百會穴、玉枕穴、風池穴、天柱穴

疏通指引：先以「徒手梳頭」的方式，由前往後依序推進，完成後，再以「扣擊」的方式，依序扣壓穴道，十次為一個循環，並依情況增減

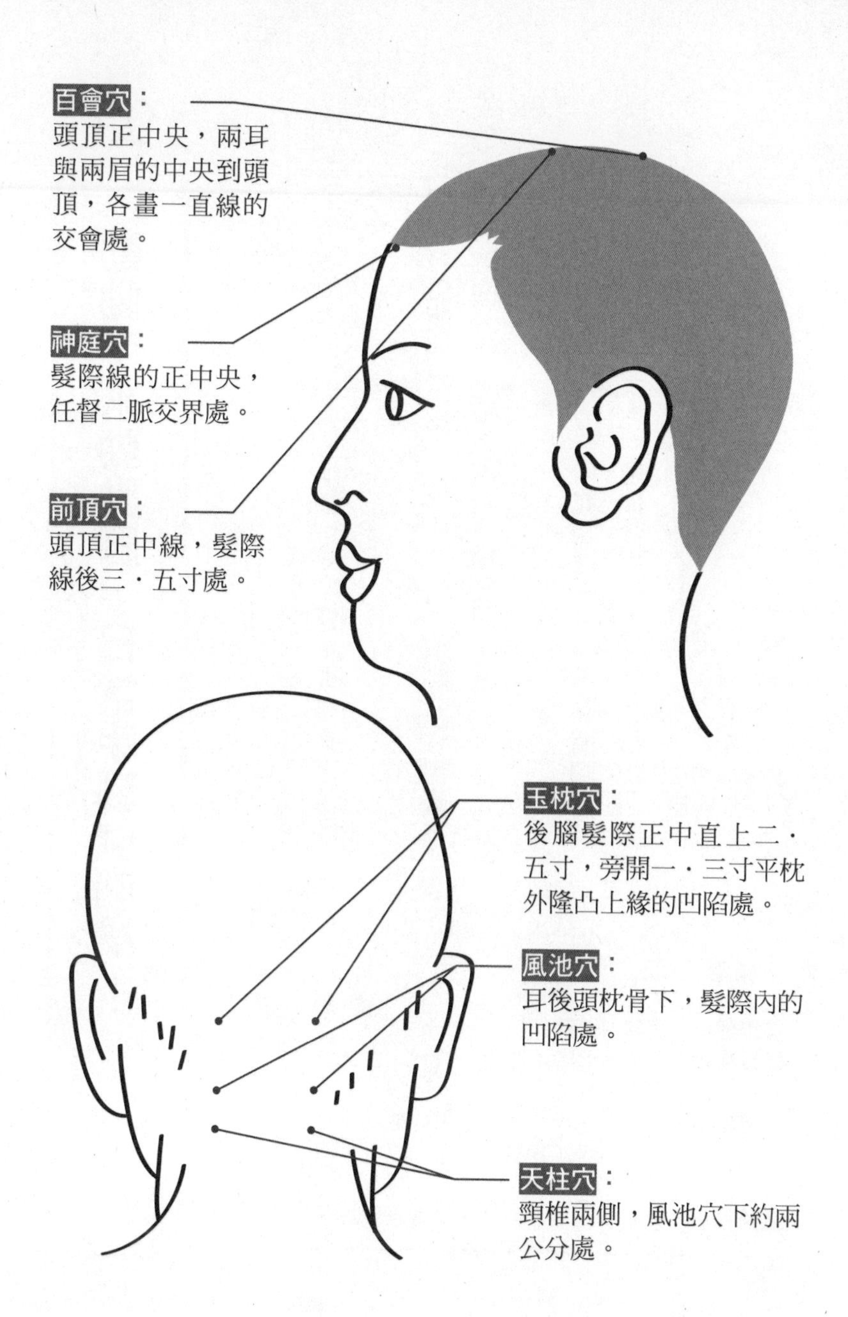
百會穴：
頭頂正中央，兩耳與兩眉的中央到頭頂，各畫一直線的交會處。
神庭穴：
髮際線的正中央，任督二脈交界處。
前頂穴：
頭頂正中線，髮際線後三・五寸處。
玉枕穴：
後腦髮際正中直上二・五寸，旁開一・三寸平枕外隆凸上緣的凹陷處。
風池穴：
耳後頭枕骨下，髮際內的凹陷處。
天柱穴：
頸椎兩側，風池穴下約兩公分處。

02 動動手來動動腳，日常手腳健腦操！

健忘會造成日常生活中困擾，失智卻會進一步危害到生命安全。

我們都有可能偶爾忘了一件小事情，但經常性健忘，或是重複問著同一件事情，就是一種警訊，應該好好地重視。

平時可以藉由練習「手指健腦操」、「手腳協調健腦操」和「腳趾健腦操」，一來提升專注力、加強神經肌肉的連結，二來活化大腦血流，預防失智危機。

小檔案

作用部位：手部、腿部

體質症狀：健忘、頭暈、眩目、失智、手腦或手眼不協調

穴療要點：手指健腦操、手腳協調健腦操、腳趾健腦操（獨陰穴、裡內庭穴、湧泉穴）

疏通指引：參照步驟依序練習，可做十次為一個循環，並依情況增減

◆手指健腦操一：「石頭、剪刀、布」腦力練習

首先，左手先出「剪刀」、右手出「布」，依序對應「石頭、剪刀」、「布、石頭」，然後再互換；左手出「布」、右手出「剪刀」，依序對應「剪刀、石頭」、「石頭、布」，如此完成為一次，十次為一輪。

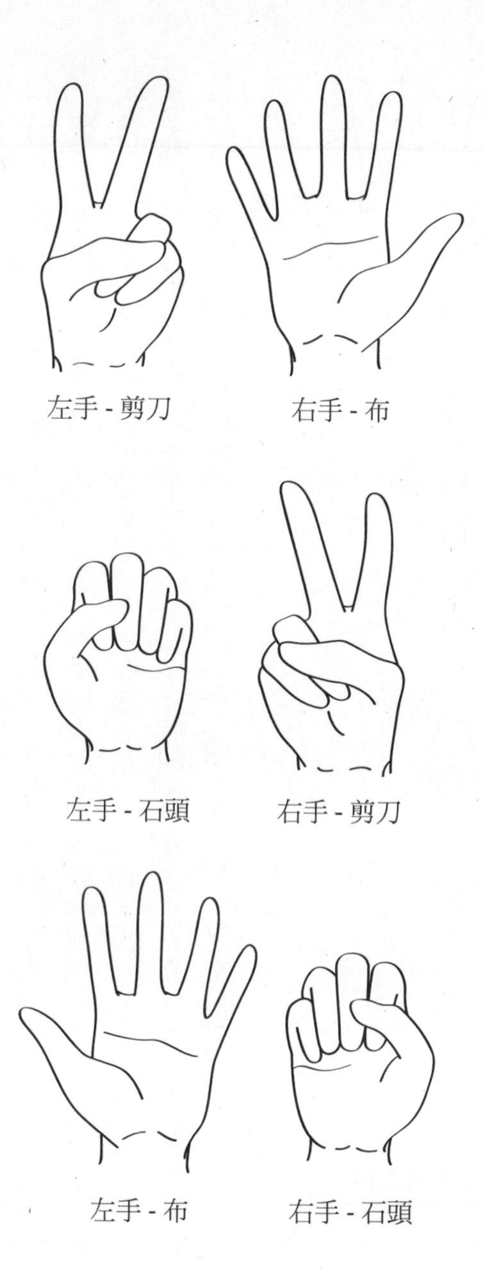

◆手指健腦操二：「石頭、布」腦力進階練習（稍有難度，請耐心練習）

首先，左手先握拳（石頭）、右手攤開（布），然後兩手對應做出同步動作，依照拇指／數字對應伸出或收回：左手伸小拇指／右手收大拇指、左手伸無名指／右手收食指、左手伸中指／右手收中指、左手伸食指／右手收無名指、左手伸大拇指／右手收小拇指，最後呈現「左手攤開（布）／右手握拳（石頭）」狀態，然後兩手互換：左手收大拇指、右手伸小拇指（依序完成），如此為一次，十次為一輪。（對應的收／伸動作需同步）

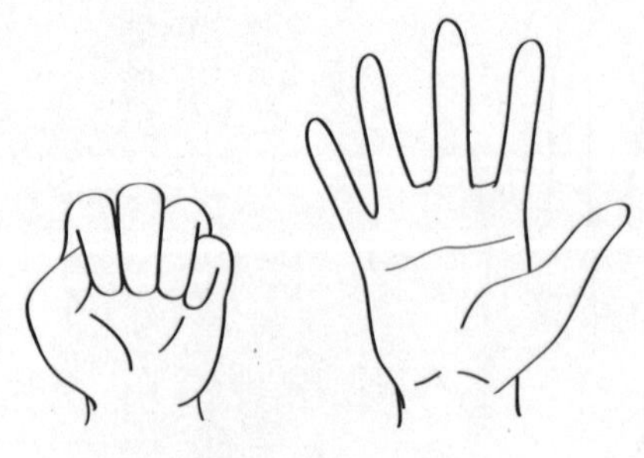

左手握拳／右手攤開

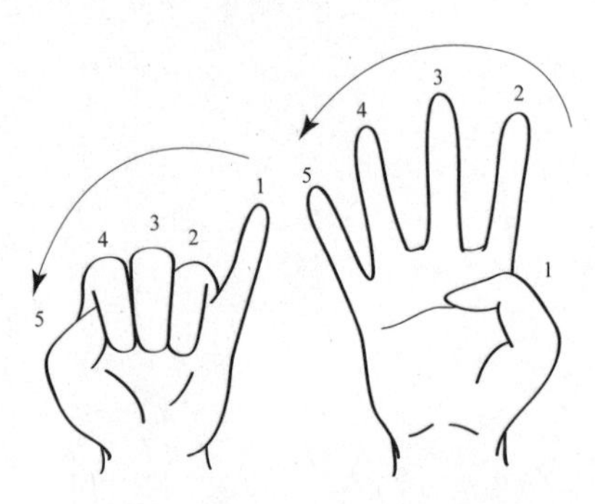

左手伸小姆指／右手收大拇指

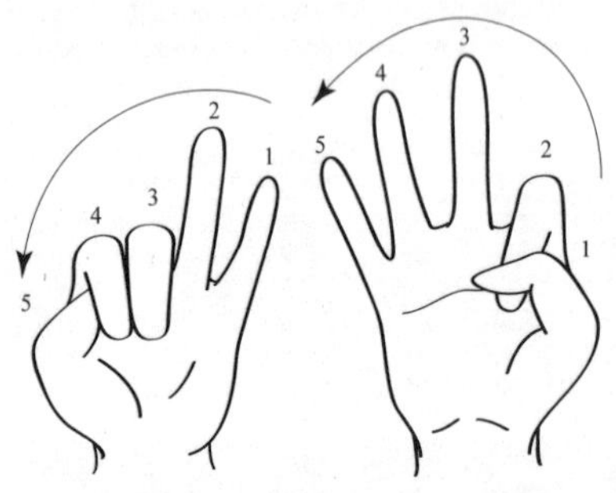

左手伸無名指／右手收食指
（依序）

◆手腳協調健腦操：肌力記憶訓練

坐在椅子上，雙手自然垂放椅側兩邊，雙腿自然著地，接著同步抬起左手（貼近耳朵）／右腿（盡量平舉），默數五秒後，放下時同步抬起右手（貼近耳朵）、左腿（盡量平舉），默數五秒後，回到原始狀態，如此為一次，十次為一輪（依個人體能情況，可增減停留秒數）。

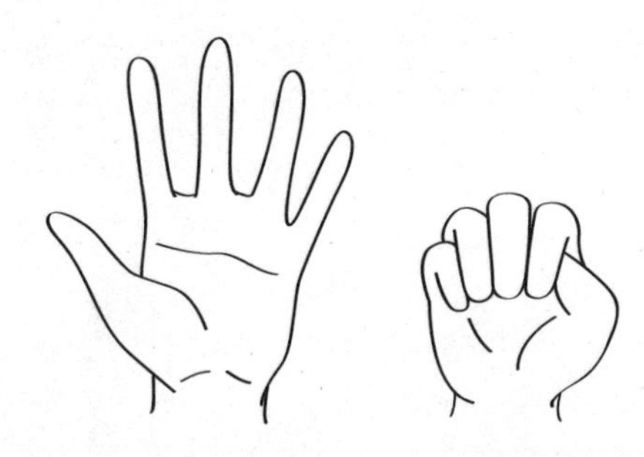

最後「左手攤開／右手握拳」

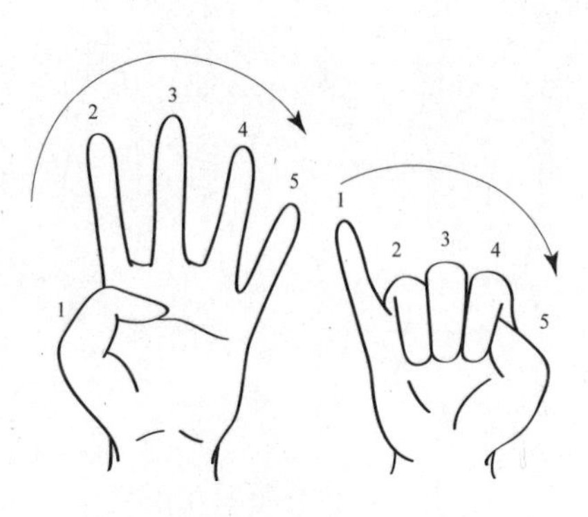

再兩手交換操作為一輪
左手收大拇指／右手伸小拇指
（依序）

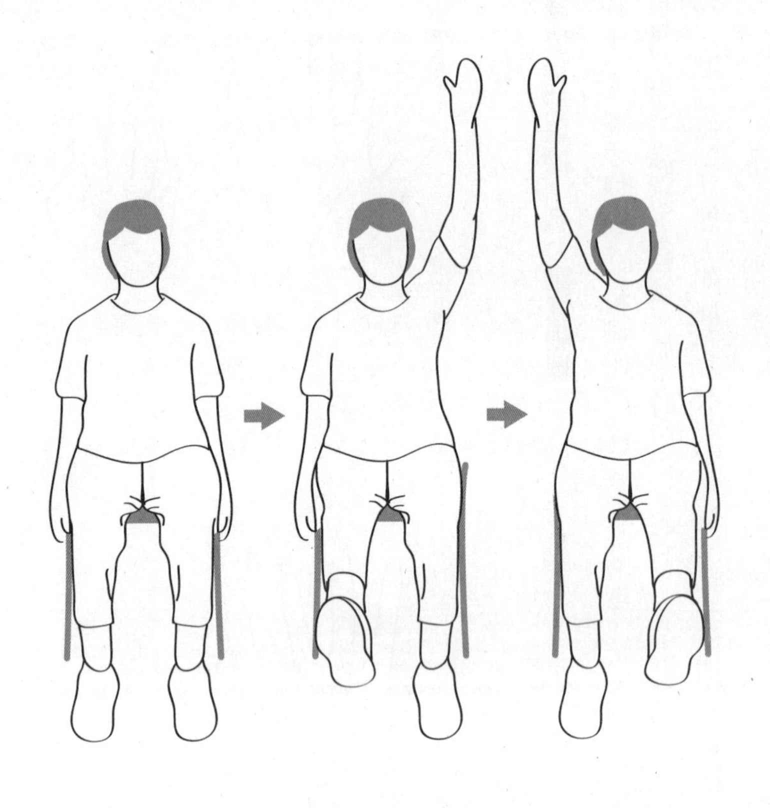

雙手與雙腿自然垂放椅側兩邊，
同步抬起左手（貼近耳朵）／右腿（盡量平舉）
（換邊）

◆腳趾健腦操一：活化腦神經練習

坐在椅子上，以個人覺得舒適的姿勢開始練習：左腳掌內縮（腳拇趾緊縮成一團）／右腳掌伸展（每個腳拇趾盡量往外張到最開），默數五秒後，回到原始狀態，換邊操作：左腳掌伸展（每個腳拇趾盡量往外張到最開）／右腳掌內縮（腳拇趾緊縮成一團），如此完成為一次，十次為一輪（依個人體能情況，可增減停留秒數）。

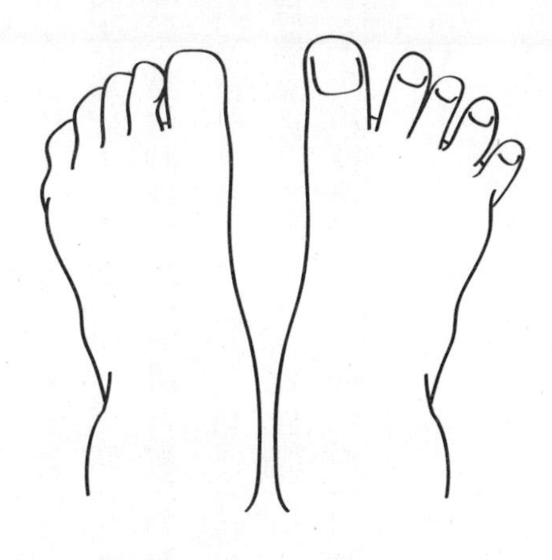

左腳掌內縮／右腳掌伸展

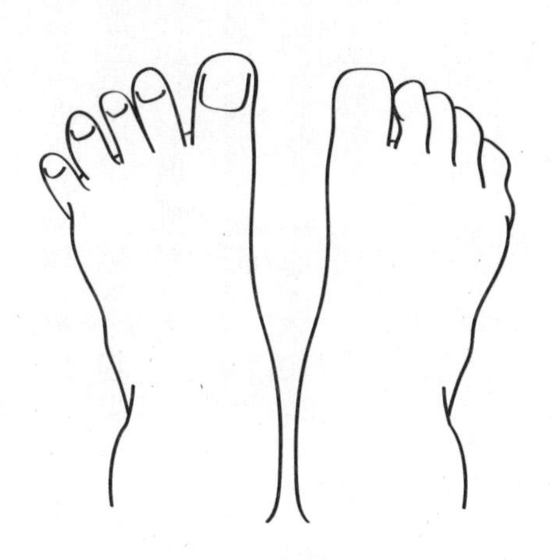

左腳掌伸展／右腳掌內縮

◆腳趾健腦操二：活化腦神經的進階練習

坐在椅子上，以個人覺得舒適的姿勢開始練習：取兩顆圓球（網球、棒球皆可），兩腳踩踏在球體上，來回滾動，同時可以刺激到腳底重要穴道，包括：**獨陰穴**、**裡內庭穴**、**湧泉穴**，整個腳底板更與五臟六腑相對應，達到代謝循環與排毒效果。

熟悉動作之後，可以在左腳往後時將腳掌內縮（腳拇趾緊縮成一團）、右腳往前時伸展（每個腳拇趾盡量往外張到最開），此時球體仍在腳掌的中心，不可掉出來（訓練平衡力）；十次後換邊操作，右腳往後時將腳掌內縮、左腳往前時伸展，十次為一輪。

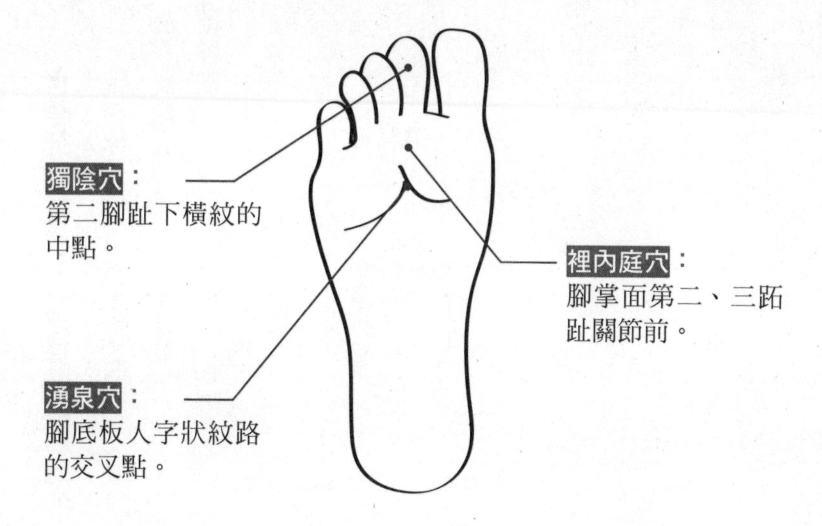

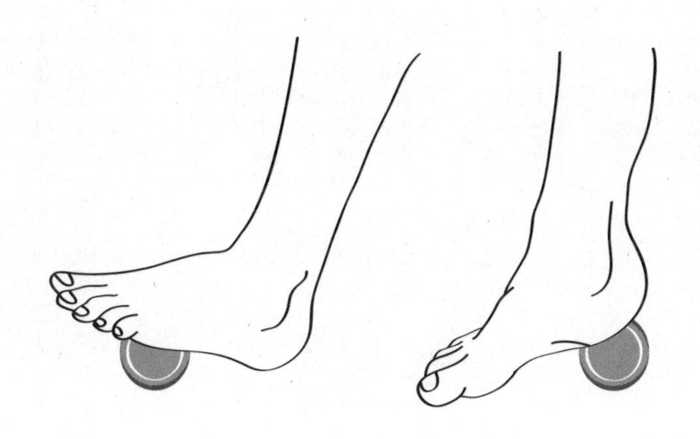

左腳往前時伸展，右腳往後時內縮
（換邊）

◆腳趾健腦操三：滾球站樁功法

將滾球結合古人站樁的原理，雙手扶在牆面或抓住支撐點（初學者要留意安全），兩腳掌踩踏在球體上，穩定站立於上，一次十秒，十次為一輪（依個人體能情況，可增減停留秒數），有助暢通氣血、放鬆大腦、平衡腦壓。

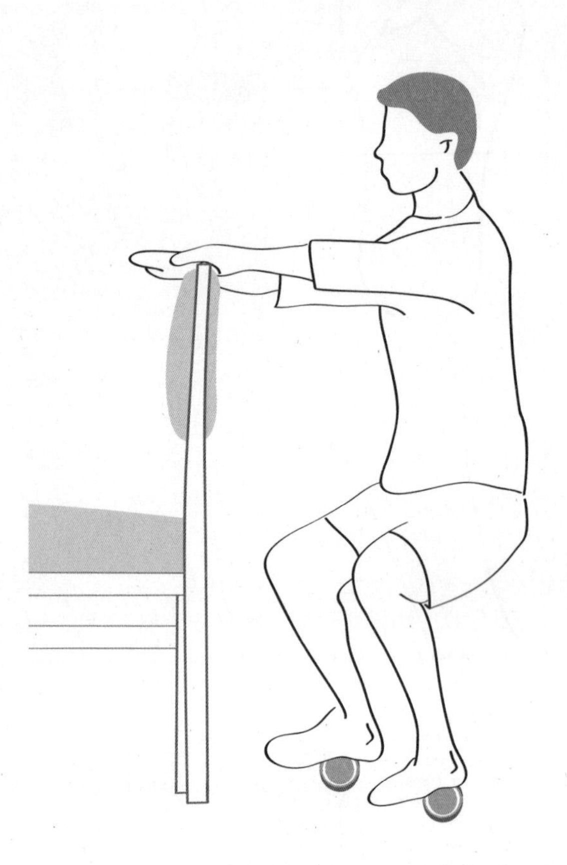

滾球站樁

03

醒腦安神六穴道，增強記憶力！

平和型體質的人有著身心健康的本質，只要保持正常作息、維持運動習慣、搭配均衡飲食與營養，常保心情愉快，就能大大遠離疾病與失智的侵擾。

然而，現在人的工作壓力大，緊湊忙碌的生活有時壓得自己喘不過氣，因為作息紊亂、飲食失調、情緒起伏過大，將對身體產生不良影響，根據醫學報導指出，五成病痛都源自身心壓力，焦慮、抑鬱、煩躁、情緒低落，也將使疾病跟跟隨而來，不可不慎！

此外，當過度憂慮時，大腦專注度和記憶力也將跟著下降，久而久之，就會慢慢造成失智的症狀。

小檔案

作用部位：頭部、手部、足部
體質症狀：腦霧、暈眩、健忘、失眠
穴療要點：百會穴、四神聰穴、神庭穴、內關穴、手神門穴、太衝穴
疏通指引：上述穴道擇其二三，按壓五秒、十次為一個循環，並依情況增減

平日可以透過按壓以下六穴道：**百會穴、四神聰穴、神庭穴、內關穴、手神門穴、太衝穴**，幫助提神醒腦，有助改善頭痛、眩暈、健忘、失眠、癲癇等。

此外，運動亦可作為一種紓壓的方式，也能夠帶動血液循環，使氧氣和營養順利輸送至各部位，進而提升大腦力，特別是長期持續性的運動。

忙碌的現代人忙於工作，常常覺得抽不出時間，本書就是分享一些簡單的穴道按壓技巧，適合在短暫休息時間，給身心靈一個放鬆充電的方式。

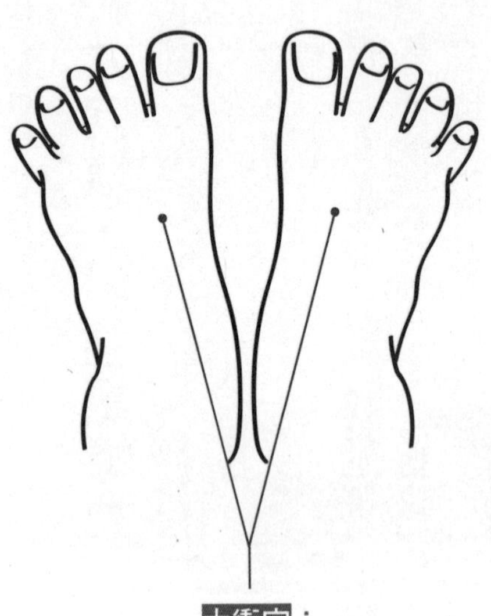

太衝穴：
雙腳腳背，大拇趾和第二趾的指縫之間，往內兩寸凹陷處。

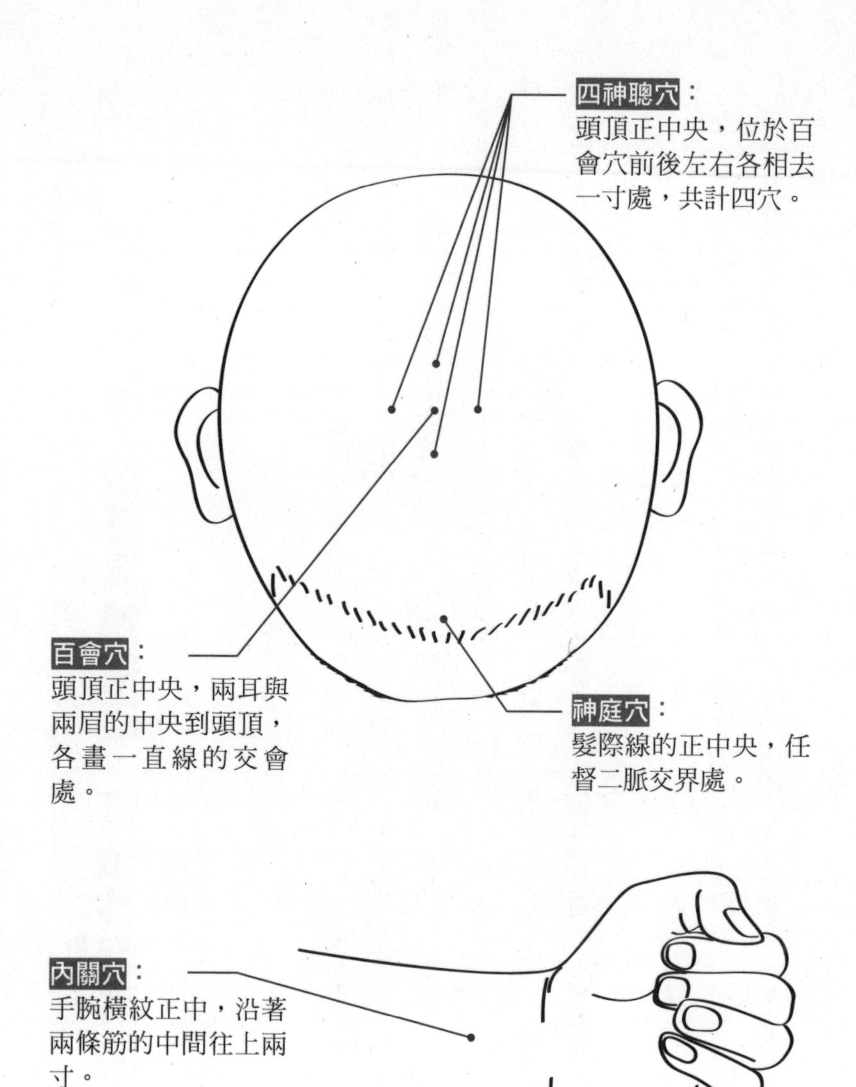

四神聰穴：
頭頂正中央，位於百會穴前後左右各相去一寸處，共計四穴。
百會穴：
頭頂正中央，兩耳與兩眉的中央到頭頂，各畫一直線的交會處。
神庭穴：
髮際線的正中央，任督二脈交界處。

內關穴：
手腕橫紋正中，沿著兩條筋的中間往上兩寸。

手神門穴：
手腕橫紋與小指，往下延伸交界處。

04

內外兼治，改善肩頸僵硬，恢復神智清明！

八成的肩頸痛都來自姿勢不良！頭頸肩，可謂一體相連、禍福與共，若是肩膀僵硬、脖子痠痛、後背部緊繃，頭腦好像被緊緊勒住一般，特別是長期滑手機的低頭族造成「烏龜頸」或脊椎錯位，致使血液和氧氣無法順利流通，記憶力也將自然減退。

此時，可以透過內外兼治法，來改善硬肩膀、痠脖子。**外治法**：平日可以用熱毛巾或藥布敷在肩膀，能放鬆肌群，亦可透過按壓：**啞門穴**、**天柱穴**、**風池穴**、**完骨穴**、**大椎穴**、**肩井穴**、**曲垣穴**、**膏肓穴**，幫助關節復位、鬆弛緊張的肌肉，達到減輕疲勞的效果，恢復神智清明。

內治法：可食用理氣活血的中藥湯膳食，像是芍藥甘草茶、當歸雞湯、茯苓豬腱葛根湯等，有助健脾清瘀、理氣活血。除此之外，日常生活中也要避免姿勢不良的習慣，像是趴在床上看手機、將話筒夾在脖子講電話、長時間用同一側背包包、坐著時翹起腿來、椅子未坐滿、駝背等，都要予以改正。

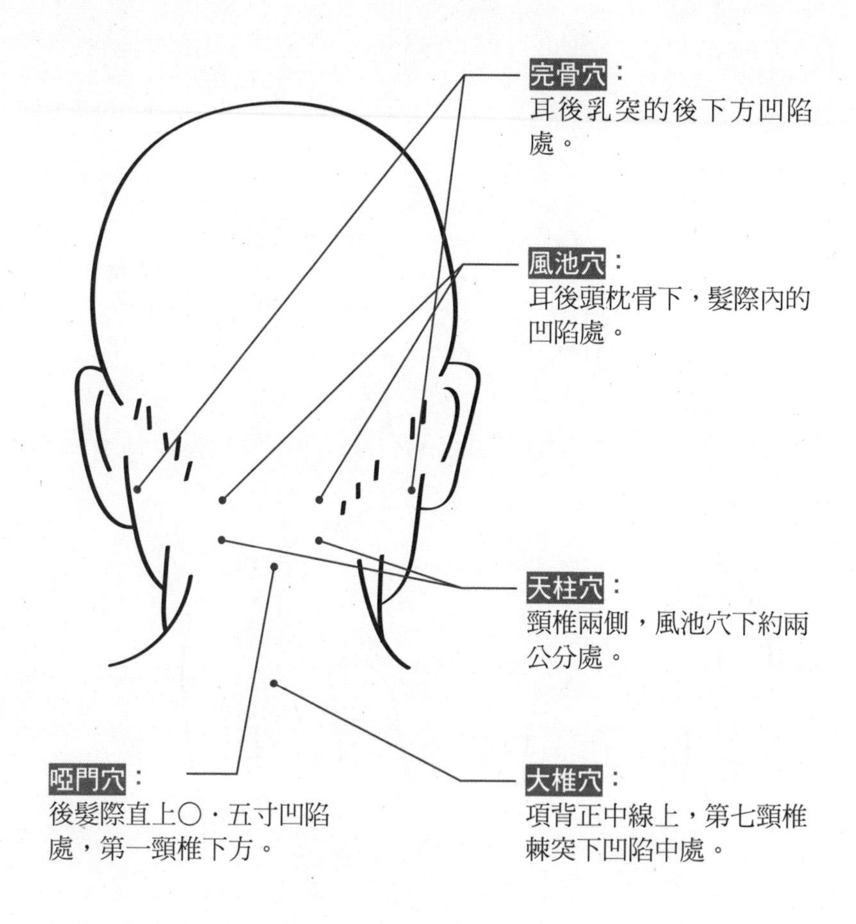

完骨穴：
耳後乳突的後下方凹陷處。
風池穴：
耳後頭枕骨下，髮際內的凹陷處。
天柱穴：
頸椎兩側，風池穴下約兩公分處。
啞門穴：
後髮際直上〇·五寸凹陷處，第一頸椎下方。
大椎穴：
項背正中線上，第七頸椎棘突下凹陷中處。

小檔案

作用部位：頭頸部、肩背部
體質症狀：頭暈、肩頸痛、肌肉僵硬、記憶減退
穴療要點：啞門穴、天柱穴、風池穴、完骨穴、大椎穴、肩井穴、曲垣穴、膏肓穴
疏通指引：上述穴道擇其二三，按壓五秒、十次為一個循環，並依情況增減

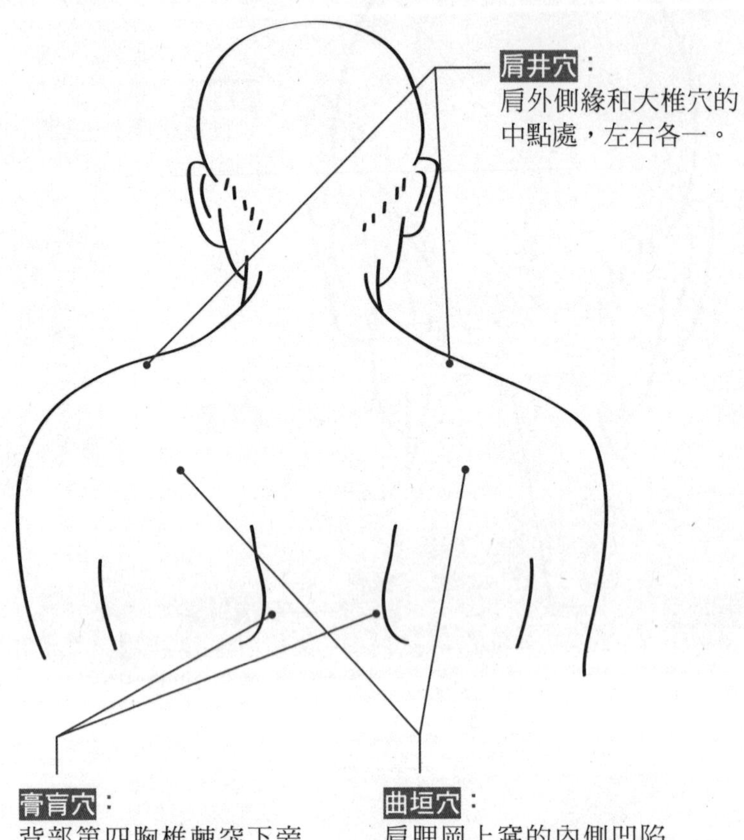

肩井穴：
肩外側緣和大椎穴的中點處，左右各一。

膏肓穴：
背部第四胸椎棘突下旁開三寸，第四肋間隙近肩胛骨內側緣凹陷處，左右各一。

曲垣穴：
肩胛岡上窩的內側凹陷處，在臑俞穴與第二胸椎棘突連線的中點處。

05

鳴天鼓，解鬱結，超強醒腦強腎操！

唐代藥王孫思邈《養生十三法》曾提及「髮常梳」，就是透過早晚勤梳頭，帶動頭部穴道，引流氣血，當頭部氧氣充足了，不再感到頭暈目眩、昏昏欲睡，自然神清氣爽，增強記憶力。

我們可以將手掌互搓至掌心發熱，開始指梳（拍打）頭頂部，先輕梳（拍），再慢慢加重力道，梳頭（拍打）過程可使手部與頭頂產生熱能，帶動氣流循環；再者，透過上下來回按摩耳輪、耳側，直至循環發熱，達到健康養生功效。

此外，平日可透過按壓：**腦戶穴、玉枕穴、風池穴**，

小檔案

作用部位：頭頸部

體質症狀：耳鳴、頭暈、健忘、鬱悶、腦霧

穴療要點：腦戶穴、玉枕穴、風池穴

疏通指引：參照步驟依序練習，可做十次為一個循環，並依情況增減；穴道可擇其二三，按壓五秒、十次為一個循環，並依情況增減

醒神又健腦，加上丘處機《頤身集》提到「鳴天鼓」的步驟：「兩手掩耳，即以第二指壓中指上，用第二指彈腦後兩骨做響聲，謂之鳴天鼓。」有助解開鬱結，中醫也說：「腎開竅於耳。」也能強腎固本，進而改善耳鳴、健忘、失智的症狀。

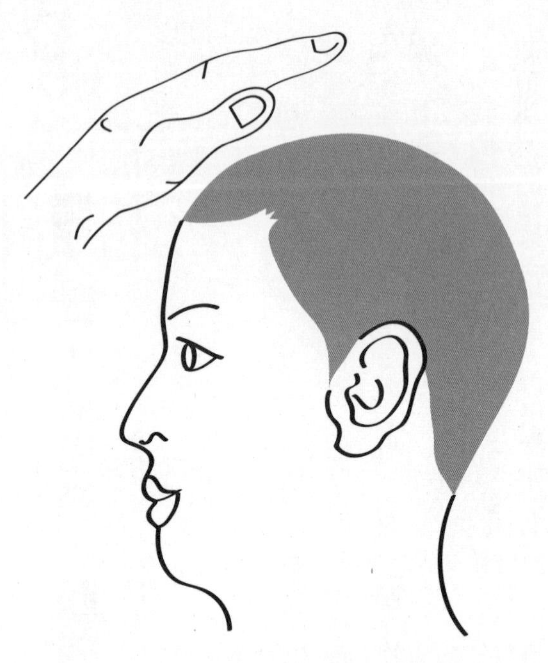

以手指梳（拍打）頭頂部，先輕梳（拍），再慢慢加重力道鳴天鼓

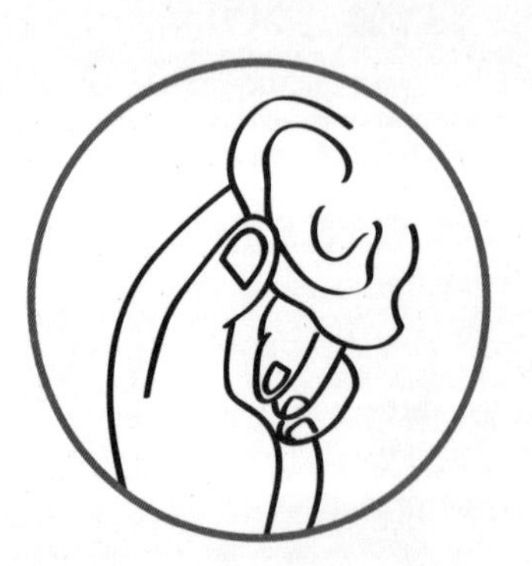

上下來回按摩耳輪耳側，直至循環發熱。

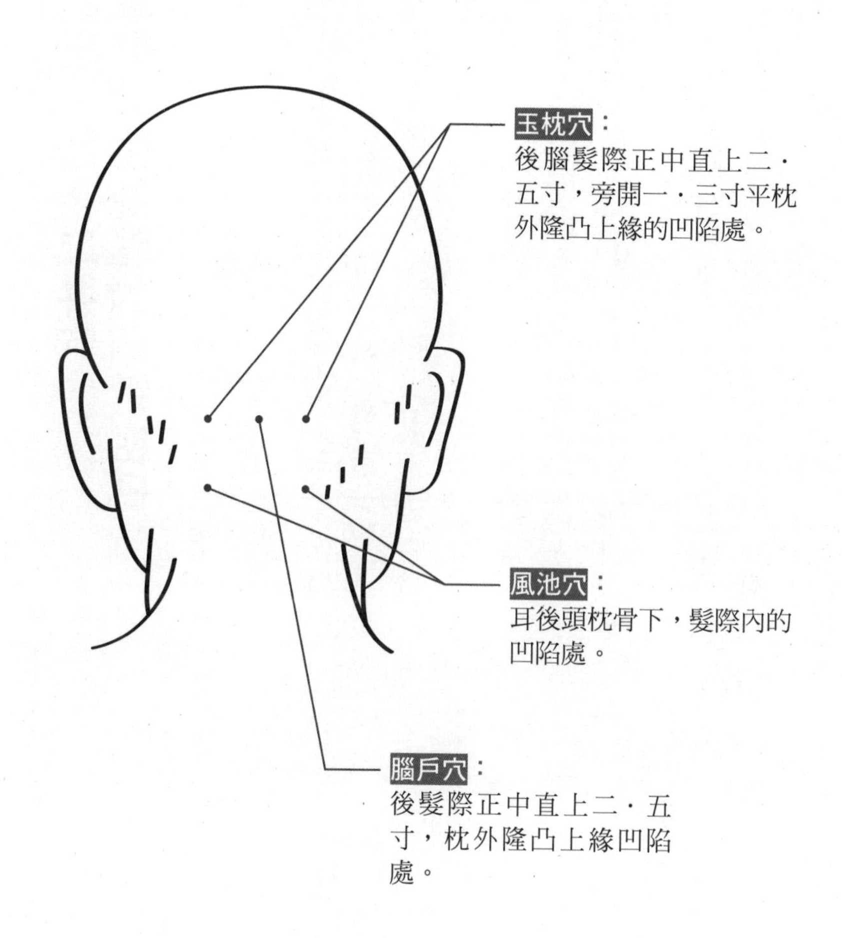
玉枕穴：
後腦髮際正中直上二・五寸，旁開一・三寸平枕外隆凸上緣的凹陷處。
風池穴：
耳後頭枕骨下，髮際內的凹陷處。
腦戶穴：
後髮際正中直上二・五寸，枕外隆凸上緣凹陷處。

06 找出人體十二井穴，掌握養生健腦的關鍵密碼

《難經》：「所出為井，所流為滎，所注為俞，所行為經，所入為合。井主心下滿，滎主身熱，俞主體重節痛，經主喘咳寒熱，合主逆氣而泄。此五藏六府其井滎俞經合所主病也。」

由此可知，上古先人的養生智慧，認為身體就像是大地，經絡就是蔓延其上的江河，井穴則是經絡的源頭，調整著五臟六腑的和順康泰。其中，人體的上肢和下肢正是井穴的所在。

人體有十二經脈，個別對應著一個井穴，因此總稱「十二井穴」。十二井穴位於手部和足部，分別有：**少商**

小檔案

作用部位：手部、足部

體質症狀：頭暈、頭痛、偏頭痛、目眩、頭頸僵硬

穴療要點：少商穴、商陽穴、中衝穴、關衝穴、少衝穴、少澤穴；厲兌穴、隱白穴、至陰穴、湧泉穴、足竅陰穴、大敦穴

疏通指引：上述穴道擇其二三，按壓五秒、十次為一個循環，並依情況增減

穴、商陽穴、中衝穴、關衝穴、少衝穴、少澤穴（以上手部）、厲兌穴、隱白穴、至陰穴、湧泉穴、足竅陰穴、大敦穴（以上足部），透過按壓這些井穴，幫助清熱、排瘀、安神、醒腦、開竅，等於是掌握了養生健腦的關鍵密碼。

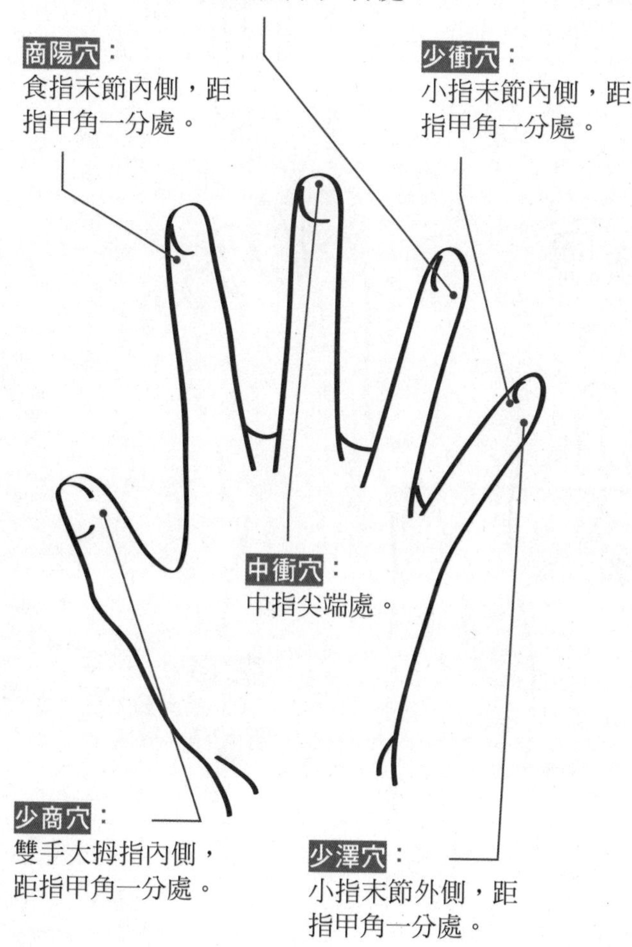

關衝穴：
無名指末節外側，距指甲角一分處。
商陽穴：
食指末節內側，距指甲角一分處。
少衝穴：
小指末節內側，距指甲角一分處。
中衝穴：
中指尖端處。
少商穴：
雙手大拇指內側，距指甲角一分處。
少澤穴：
小指末節外側，距指甲角一分處。

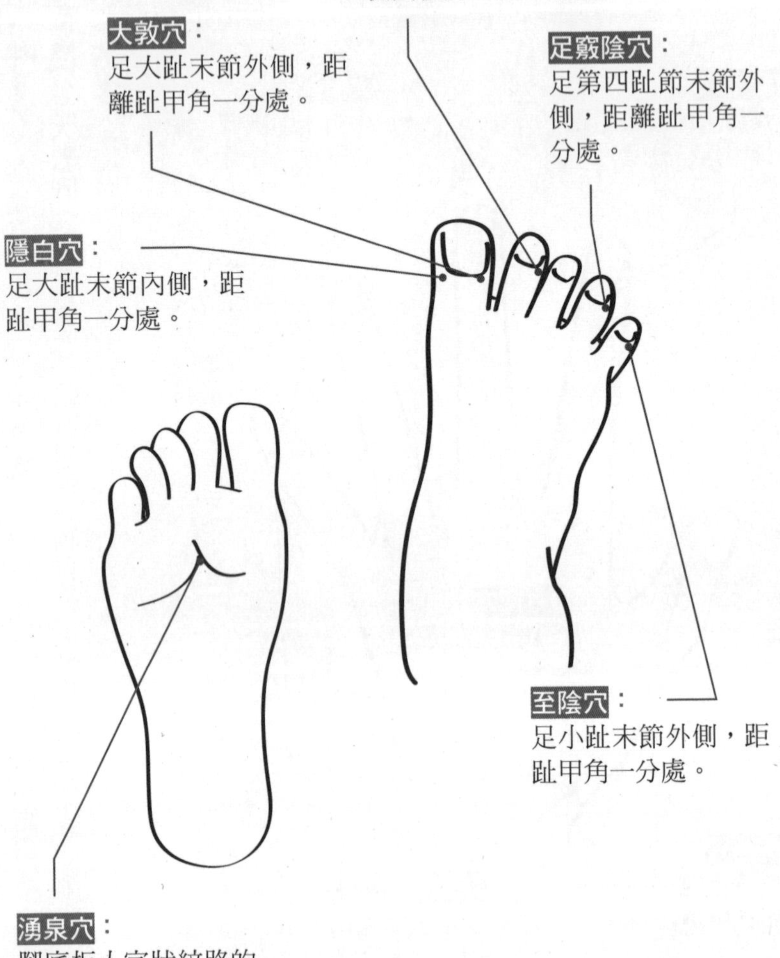
厲兌穴：
第二腳趾的趾甲廊外
側角後旁一分凹陷處。
大敦穴：
足大趾末節外側，距
離趾甲角一分處。
足竅陰穴：
足第四趾節末節外
側，距離趾甲角一
分處。
隱白穴：
足大趾末節內側，距
趾甲角一分處。
至陰穴：
足小趾末節外側，距
趾甲角一分處。
湧泉穴：
腳底板人字狀紋路的
交叉點。

氣虛型體質

失智的內隱危機——對症養護建議與經絡疏通自癒

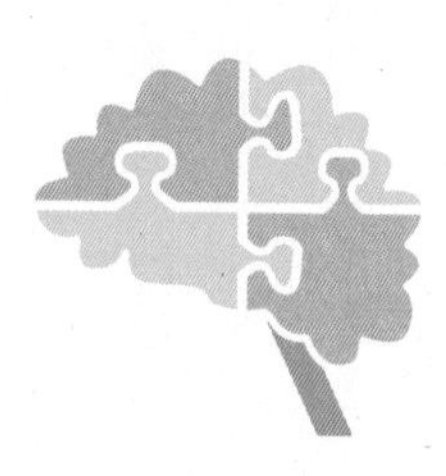

氣虛型的人，通常會有氣短、頭暈、疲乏、虛弱、易喘、體力不濟、免疫力低下、胃寒、腸漏、內臟下垂等外顯毛病。

若能透過對症穴道的自我療癒手法，將有助調養體質、改善症狀，進而遠離失智的內隱危機，醒神健腦，提升記憶力。

07

穴道補虛，趕走疲勞，幫頭腦做SPA

氣是生命能量之源，當一個人說話無力、身體孱弱、腰肢痠軟、走路拖沓，整體看起來就是一個病懨懨的模樣。

當身體虛弱時，怎麼還會有養分輸送到大腦呢？因此，頭暈、眩暈、失眠、健忘等，自然成了困擾日常的毛病。

氣虛型的體質，外顯的樣貌就屬於前者，平時可以透過滋陰補虛的食膳療方，加強對身體的養護之外，還可以時常按壓、拍打頭部穴道：**百會穴**（諸陽之會）、**承光穴**，幫大腦做SPA，再經由引動：**膻中穴**、**氣海穴**、**關元穴**，開啟氣閥，使血氣順利流通，進而改善體虛，遠離疲勞症狀。

小檔案

作用部位：頭頸部、胸腹部

體質症狀：氣弱、聲音細小、疲乏、頭暈、健忘、容易感冒、免疫力低下

穴療要點：百會穴、承光穴、膻中穴、氣海穴、關元穴

疏通指引：上述穴道擇其二三，按壓五秒、十次為一個循環，並依情況增減

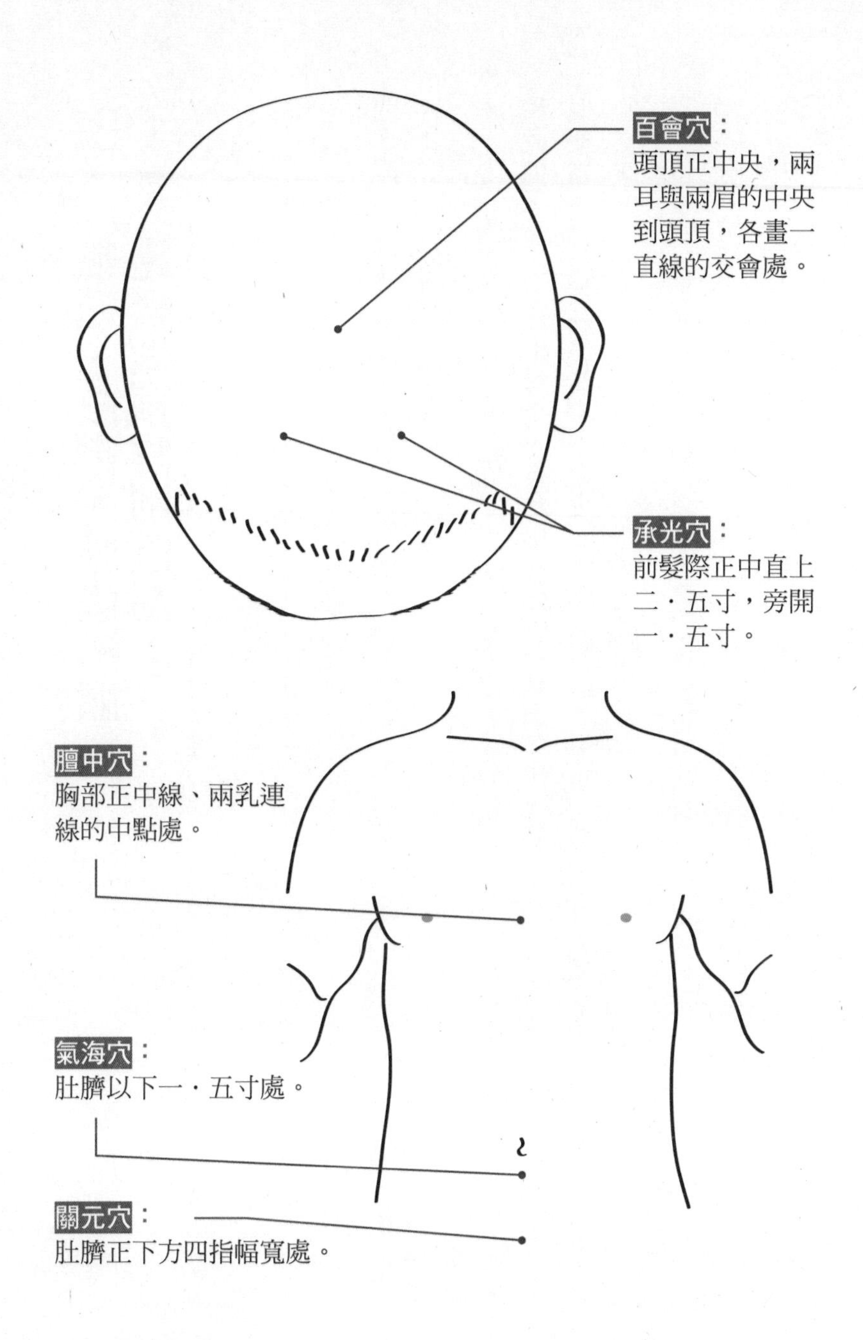
百會穴：
頭頂正中央，兩
耳與兩眉的中央
到頭頂，各畫一
直線的交會處。
承光穴：
前髮際正中直上
二・五寸，旁開
一・五寸。
膻中穴：
胸部正中線、兩乳連
線的中點處。
氣海穴：
肚臍以下一・五寸處。
關元穴：
肚臍正下方四指幅寬處。

08

氣短、咳嗽、呼吸不順，這樣做預防肺阻塞！

「呼——呼——，走慢一點，等等我啊！」還沒到四十歲的敏卿十分虛弱，整個人看起來病懨懨的，每次走沒幾步路，就會氣喘如牛！

上古醫書《黃帝內經》記載：「善養生者，必保其精，精盈則氣盛，氣盛則神全，神全則身健，身健則病少，神氣堅強，老而益壯，皆本乎精也。」由此可知，氣是一切的根本。

若是缺少了氣，一個人就沒有了元氣，唯有養足的氣，才能身強體健，遠離疾病，其中舉凡氣短疲倦、渾身無力、聲音微弱、頭暈目眩等，都是典型的氣虛症狀，也會造成

小檔案

作用部位：手部、頸部、胸背部

體質症狀：頭暈、肩頸痛、肌肉僵硬、記憶減退

穴療要點：太淵穴、水突穴、缺盆穴、屋翳穴、中府穴、肺俞穴、神堂穴

疏通指引：上述穴道擇其二三，按壓五秒、十次為一個循環，並依情況增減

記憶力衰退，加劇失智症狀。

此外，根據醫學報導，感染 COVID-19 可能增加老年失智風險，不少重症患者也出現譫妄症狀，儘管目前進入疫情後半場，更不能鬆懈，持續落實防疫新生活運動，保護自己和他人。

平日可以透過按壓以下穴道：**太淵穴**（手部）、**水突穴**、**缺盆穴**（頸部）、**屋翳穴**、**中府穴**（胸部）、**肺俞穴**、**神堂穴**（背部），經由脾、胃、肺、腎來補養元氣，亦可食用補氣食材，像是：枸杞、紅棗、黃豆、黑豆、蜂蜜等。

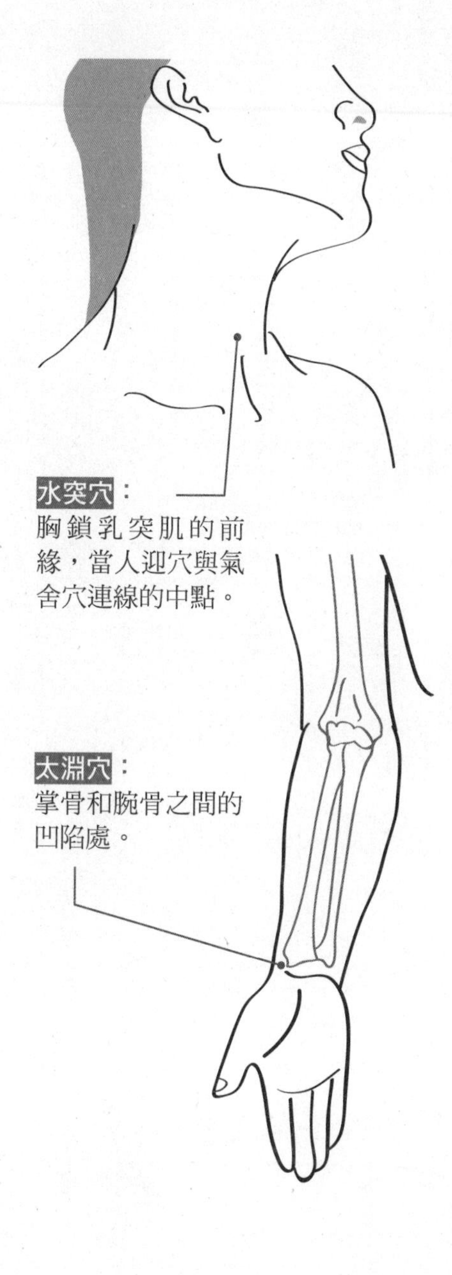

水突穴：
胸鎖乳突肌的前緣，當人迎穴與氣舍穴連線的中點。
太淵穴：
掌骨和腕骨之間的凹陷處。

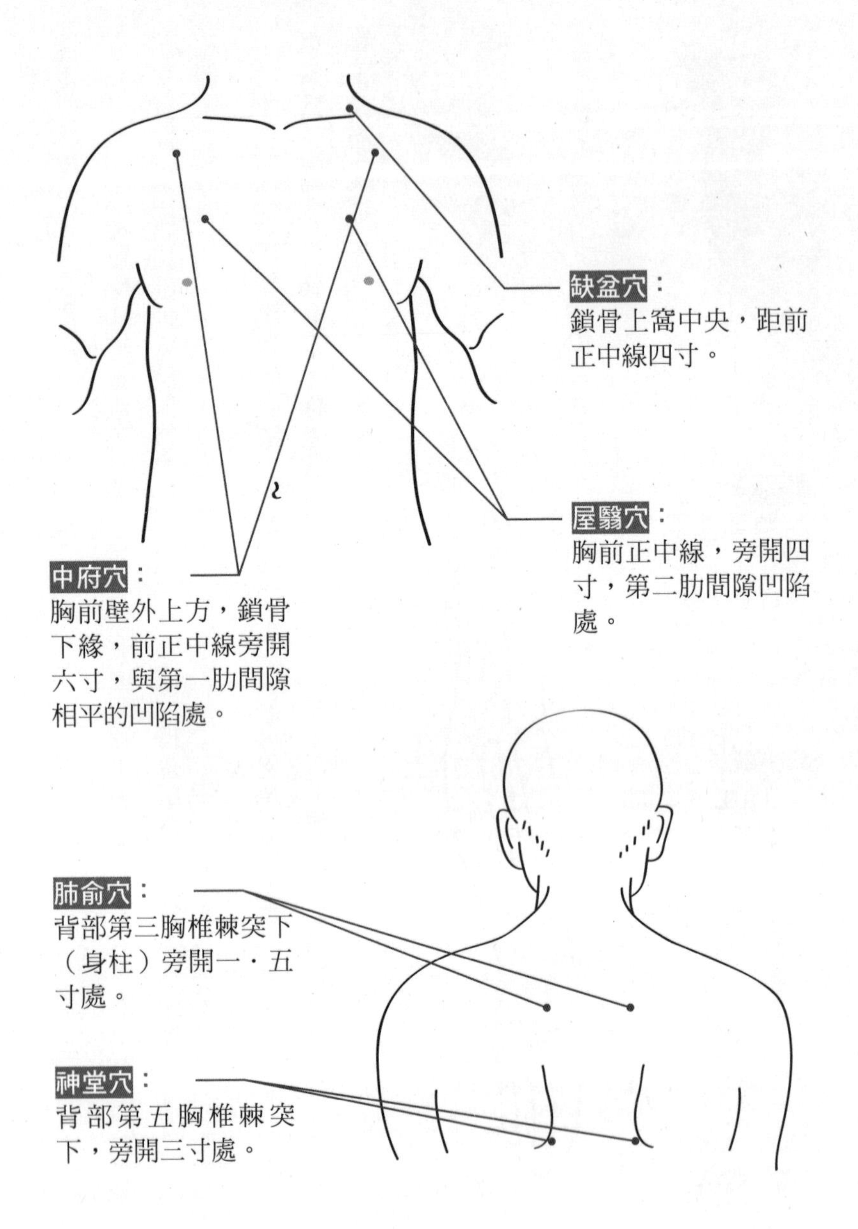
缺盆穴：
鎖骨上窩中央，距前正中線四寸。
屋翳穴：
胸前正中線，旁開四寸，第二肋間隙凹陷處。
中府穴：
胸前壁外上方，鎖骨下緣，前正中線旁開六寸，與第一肋間隙相平的凹陷處。
肺俞穴：
背部第三胸椎棘突下（身柱）旁開一・五寸處。
神堂穴：
背部第五胸椎棘突下，旁開三寸處。

09

免疫力UPUP，遠離感冒專業戶！

「唉，別人放暑假出外遊玩，我卻只能待在家！」曉珍自小體弱，只要受到一點風寒就會感冒，儘管是個大熱天，卻還是不小心中招。

《黃帝內經》說道：「正氣存內，邪不可干，邪之所湊，其氣必虛。」感冒正是體內氣虛所致，才會讓病邪有機可趁。當身體的血氣充足，外邪就難以入侵，內邪也難於產生，自然就不容易感冒。平日可以透過按摩：**合谷穴**、**太淵穴**、**孔最穴**、**尺澤穴**（以上手部）、**迎香穴**、**風池穴**（以上頭頸部）、**大椎穴**（胸背部），有助除風邪、整肅肺氣，緩解感冒症狀，並且提高免疫力。

小檔案

作用部位：手部、頸部、頸背部
體質症狀：疲乏、頭痛、發燒、咳嗽、喉嚨痛、身體無力等感冒症狀
穴療要點：合谷穴、太淵穴、孔最穴、尺澤穴、迎香穴、風池穴、大椎穴
疏通指引：上述穴道擇其二三，按壓五秒、十次為一個循環，並依情況增減

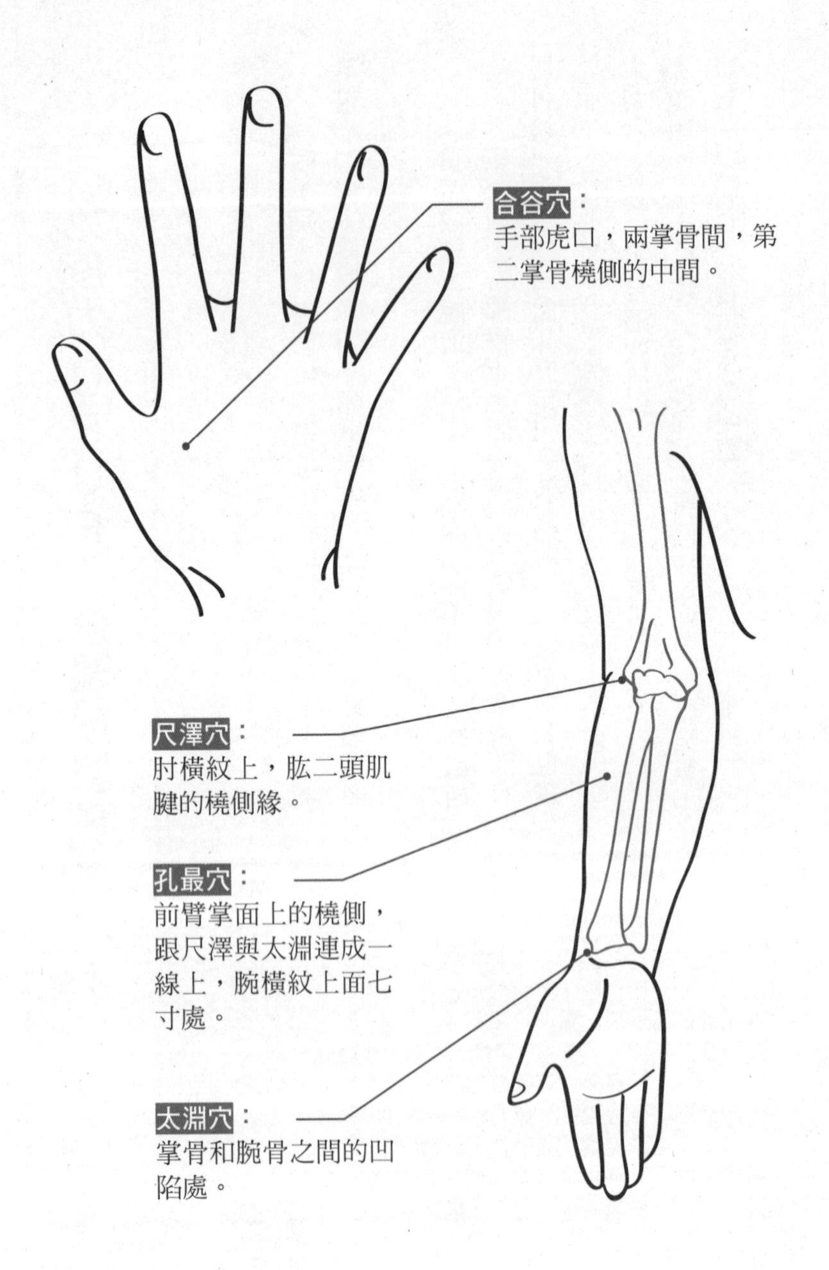
合谷穴：
手部虎口，兩掌骨間，第
二掌骨橈側的中間。
尺澤穴：
肘橫紋上，肱二頭肌
腱的橈側緣。
孔最穴：
前臂掌面上的橈側，
跟尺澤與太淵連成一
線上，腕橫紋上面七
寸處。
太淵穴：
掌骨和腕骨之間的凹
陷處。

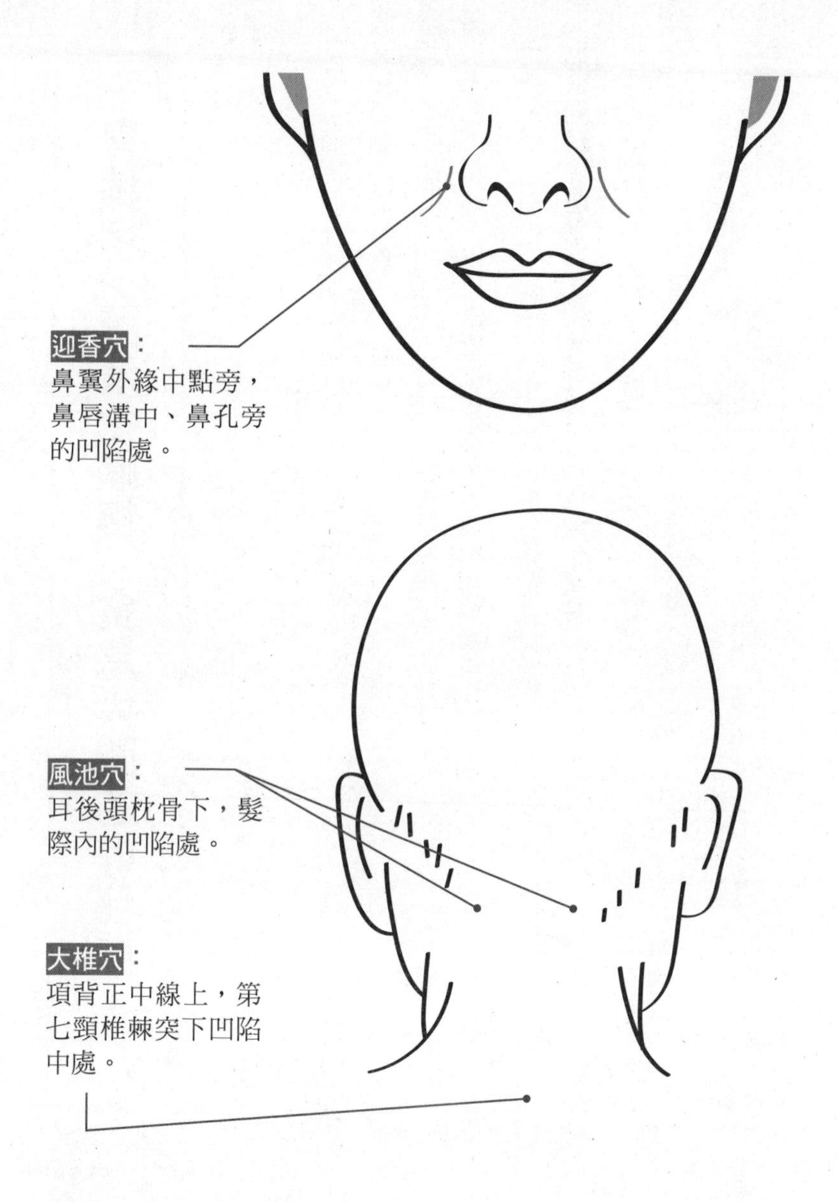
迎香穴：
鼻翼外緣中點旁，
鼻唇溝中、鼻孔旁
的凹陷處。
風池穴：
耳後頭枕骨下，髮
際內的凹陷處。
大椎穴：
項背正中線上，第
七頸椎棘突下凹陷
中處。

10

胃堵堵，讓消化順暢、食慾大開的好秘訣！

現代人平時上班經常晚睡早起、三餐也不定時，到了放假又狂追劇、滑手機、作息失常，導致身體勞損過度，每當到了該吃飯的時間卻沒有胃口，時常感到脹氣、胃堵，整個人也提不起勁，不只影響工作效率，也影響到健康。

此外，胃主消化、脾主運化，脾胃虛寒將導致食慾不振，也會因缺少運動、久病或憂思，造成消化系統失序。

此時，可以透過按壓：**中脘穴**、**氣海穴**、**神闕穴**、**天樞穴**（胸腹部）、**足三里穴**（腿部），濡養五臟六腑，健脾開胃，進而改善腹脹、便溏等問題。

小檔案

作用部位：胸腹部、腿部
體質症狀：食慾不振、欲振乏力、脹氣、消化不良、腹瀉、便溏
穴療要點：中脘穴、氣海穴、神闕穴、天樞穴、足三里穴
疏通指引：上述穴道擇其二三，按壓五秒、十次為一個循環，並依情況增減

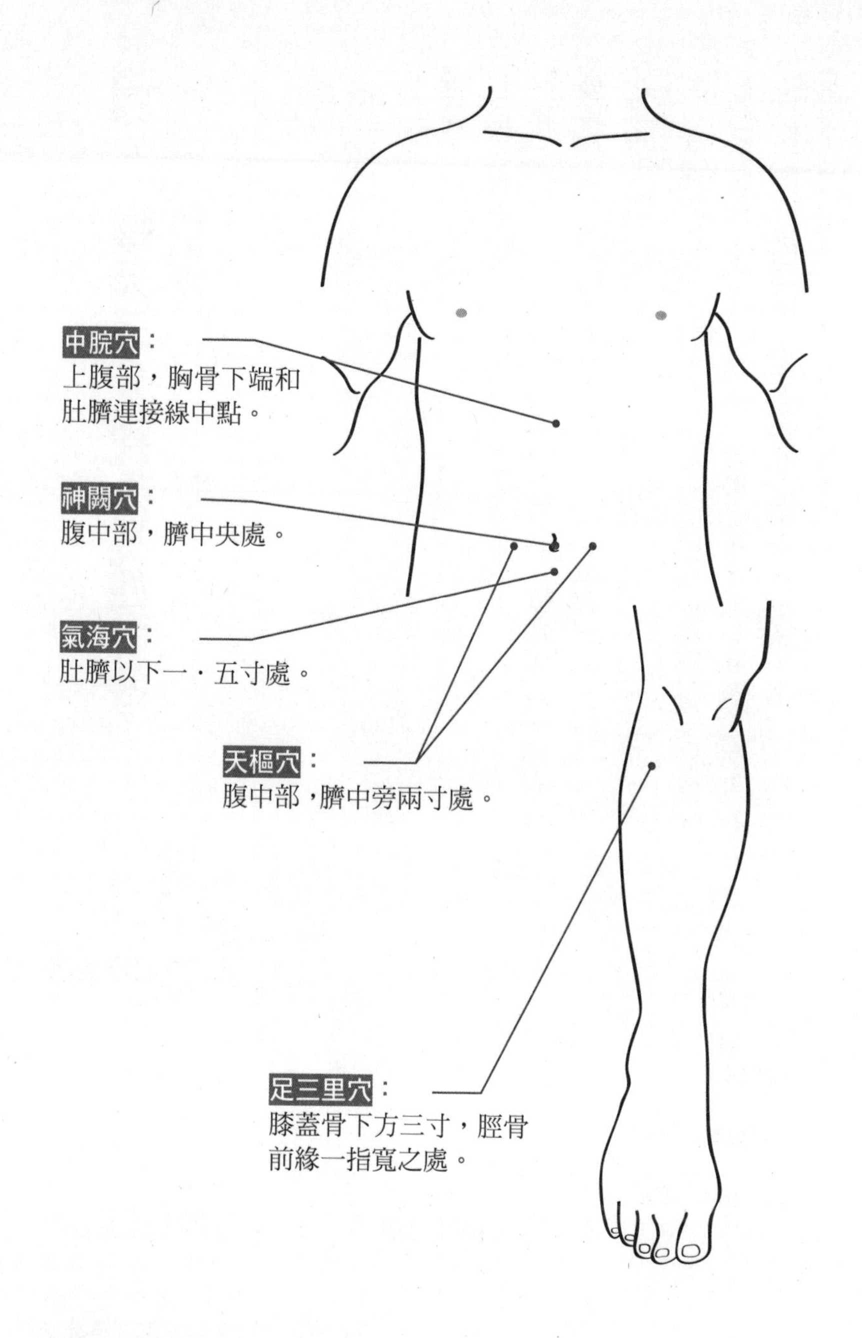
中脘穴：
上腹部，胸骨下端和
肚臍連接線中點。
神闕穴：
腹中部，臍中央處。
氣海穴：
肚臍以下一·五寸處。
天樞穴：
腹中部，臍中旁兩寸處。
足三里穴：
膝蓋骨下方三寸，脛骨
前緣一指寬之處。

11 每天三分鐘，胃痛不見了！

平日吃飯囫圇吞棗，一旦胃痛發作，簡直要人命！

從日常飲食作息重新調整，才是解決根本之道，除此之外，也可以透過按壓以下穴道來通調筋脈、舒緩胃痛，包括：位於手部的**內關穴**，屬於八脈交會穴之一，有助於安神、和胃，改善噁心、嘔吐、胃痛；胸腹部的**中脘穴**屬於胃募穴，因此又稱「胃脘」，有助改善胃脹、腹滿、消化不良、胃下垂、消化性潰瘍等病症。

氣海穴作為下腹部的「生氣之海」，能補益臟氣虛靡，能緩解腹痛、痛經、漏尿、腹瀉、胃下垂等問題。此外，位於腿部的**梁丘穴**、**足三里穴**、**陷谷穴**（腿足部），亦能達到健脾和胃，理氣止痛的效果。

小檔案

作用部位：手部、胸腹部、腿足部

體質症狀：脹氣、倦乏、胃痛、消化不良、胃下垂、胃潰瘍

穴療要點：內關穴、中脘穴、氣海穴、梁丘穴、足三里穴、陷谷穴

疏通指引：上述穴道擇其二三，按壓五秒、十次為一個循環，並依情況增減

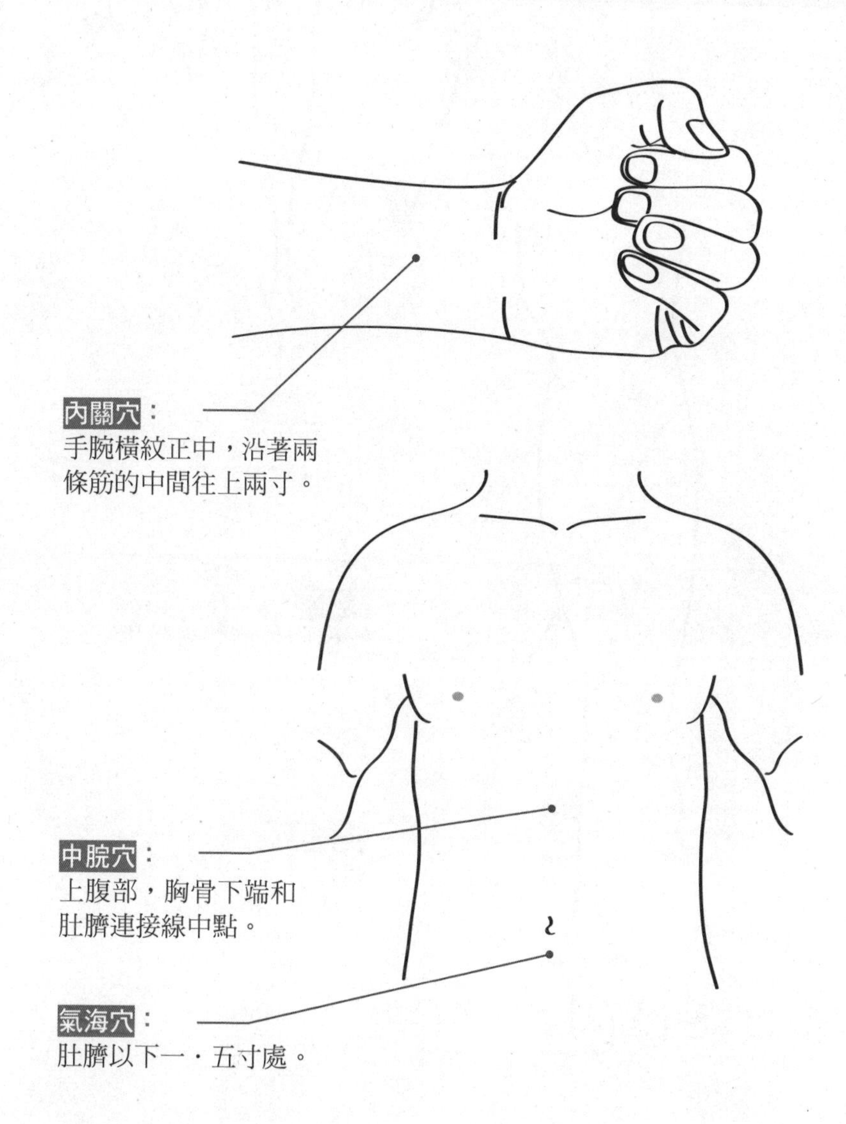
內關穴：
手腕橫紋正中，沿著兩
條筋的中間往上兩寸。
中脘穴：
上腹部，胸骨下端和
肚臍連接線中點。
氣海穴：
肚臍以下一・五寸處。

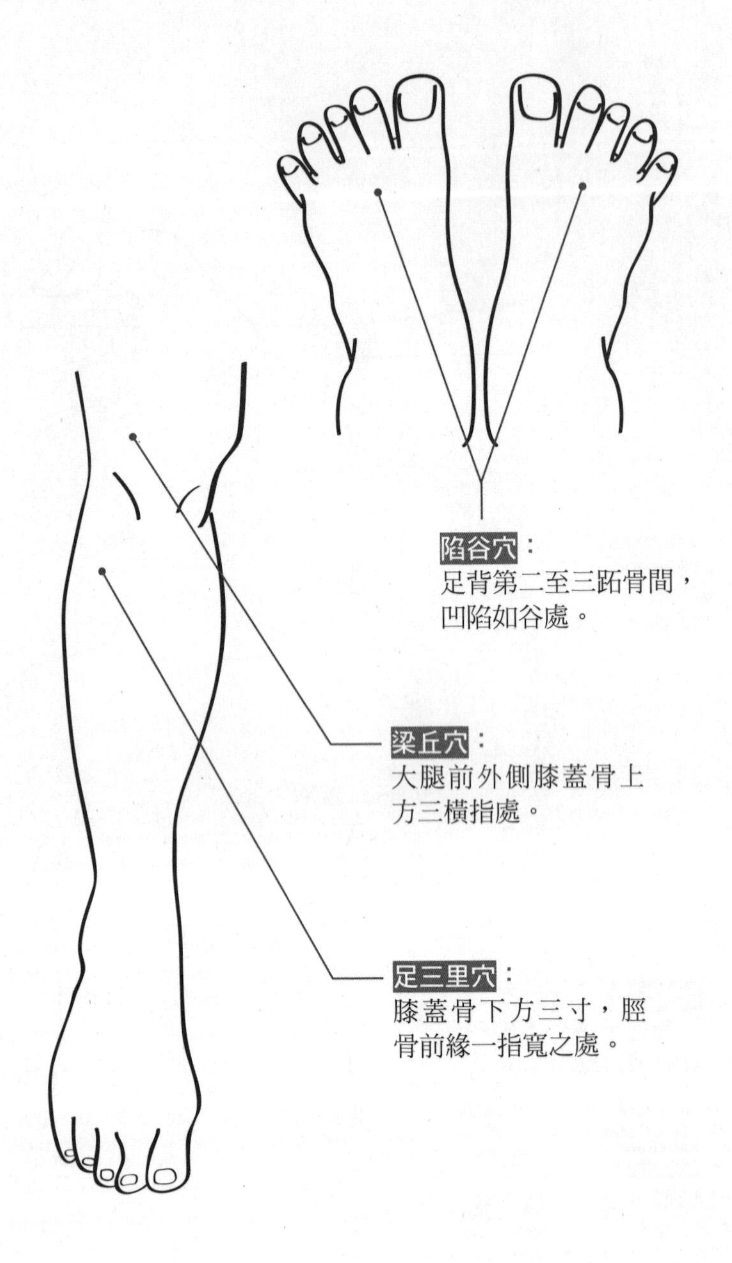
陷谷穴：
足背第二至三跖骨間，
凹陷如谷處。
梁丘穴：
大腿前外側膝蓋骨上
方三橫指處。
足三里穴：
膝蓋骨下方三寸，脛
骨前緣一指寬之處。

12 改善女性更年期症狀，調整自律神經系統！

因著人體年紀日益增大，機能自然退化，大多女性在四十九至五十二歲停止月經，正式進入更年期。由於生理週期的劇烈變化，女性朋友通常會出現臉色潮紅、盜汗、易怒、焦慮、失眠、健忘等症狀。

平日也可以經由靜心冥想、芳香療法、精油按摩，搭配自體穴道按摩，達到身心靈的開展與紓解。

透過以下穴位，得以協助安定心神，調節自律神經，像是：**百會穴**、**頭維穴**、**風池穴**（頭部）、**合谷穴**、**大陵穴**、**通里穴**、**陽池穴**、**手神門穴**（手部）、**膻中穴**、**中脘穴**（胸腹部）、**太衝穴**、**三陰交穴**（腿足部）。

小檔案

作用部位：頭部、手部、胸背部、腿足部

體質症狀：出汗、盜汗、健忘、潮紅、失眠、女性更年期症狀

穴療要點：百會穴、頭維穴、風池穴、合谷穴、大陵穴、通里穴、陽池穴、手神門穴、膻中穴、中脘穴、太衝穴、三陰交穴

疏通指引：上述穴道擇其二三，按壓五秒、十次為一個循環，並依情況增減

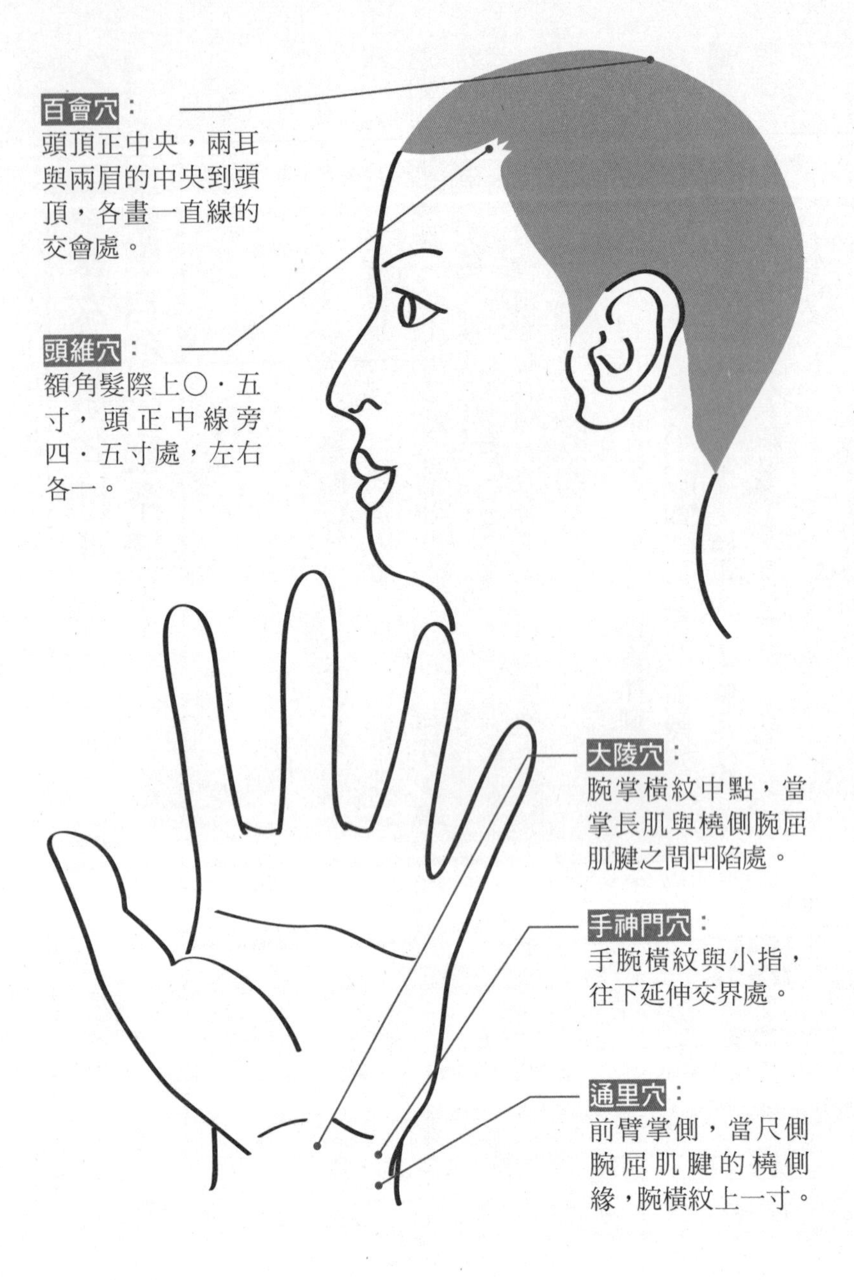
百會穴：
頭頂正中央，兩耳
與兩眉的中央到頭
頂，各畫一直線的
交會處。
頭維穴：
額角髮際上〇・五
寸，頭正中線旁
四・五寸處，左右
各一。
大陵穴：
腕掌橫紋中點，當
掌長肌與橈側腕屈
肌腱之間凹陷處。
手神門穴：
手腕橫紋與小指，
往下延伸交界處。
通里穴：
前臂掌側，當尺側
腕屈肌腱的橈側
緣，腕橫紋上一寸。

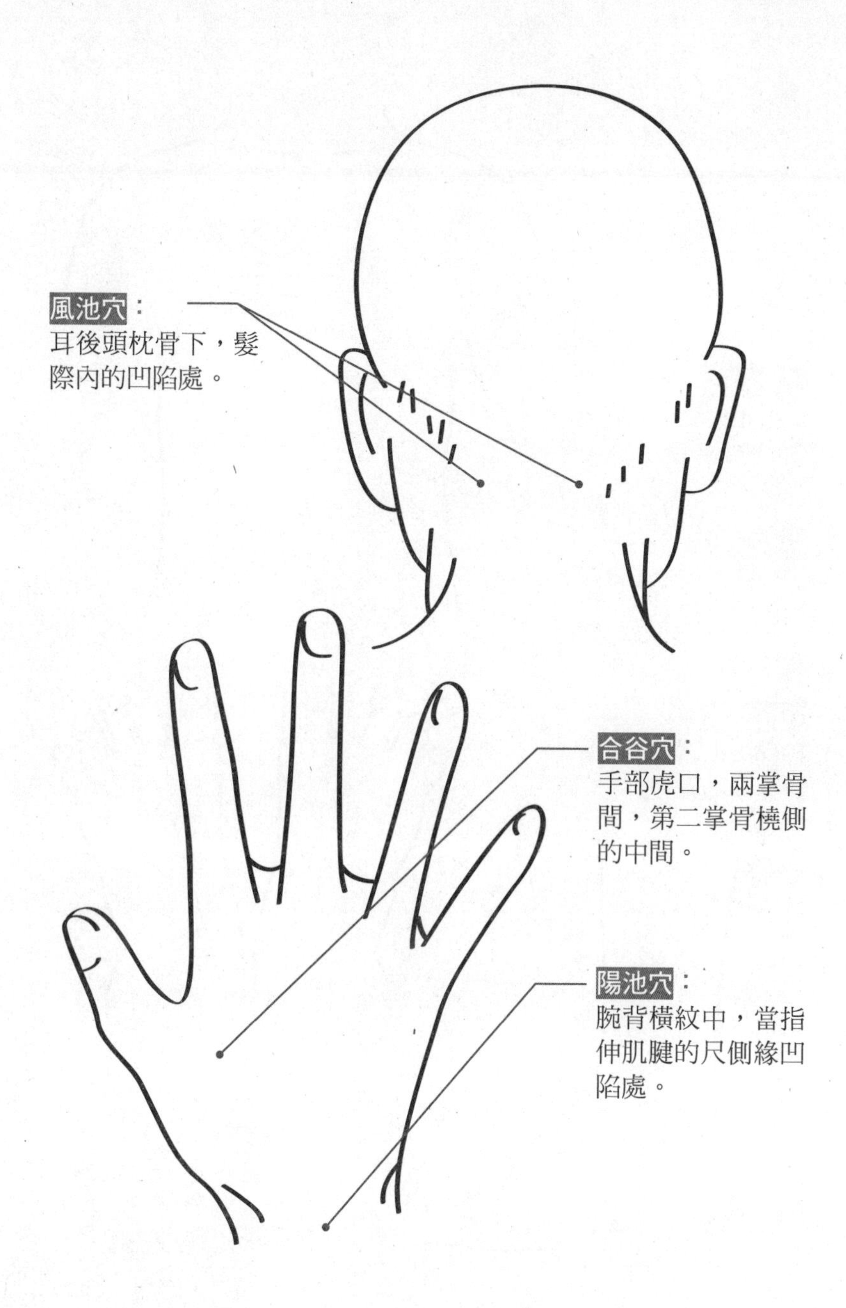
風池穴：
耳後頭枕骨下，髮
際內的凹陷處。
合谷穴：
手部虎口，兩掌骨
間，第二掌骨橈側
的中間。
陽池穴：
腕背橫紋中，當指
伸肌腱的尺側緣凹
陷處。

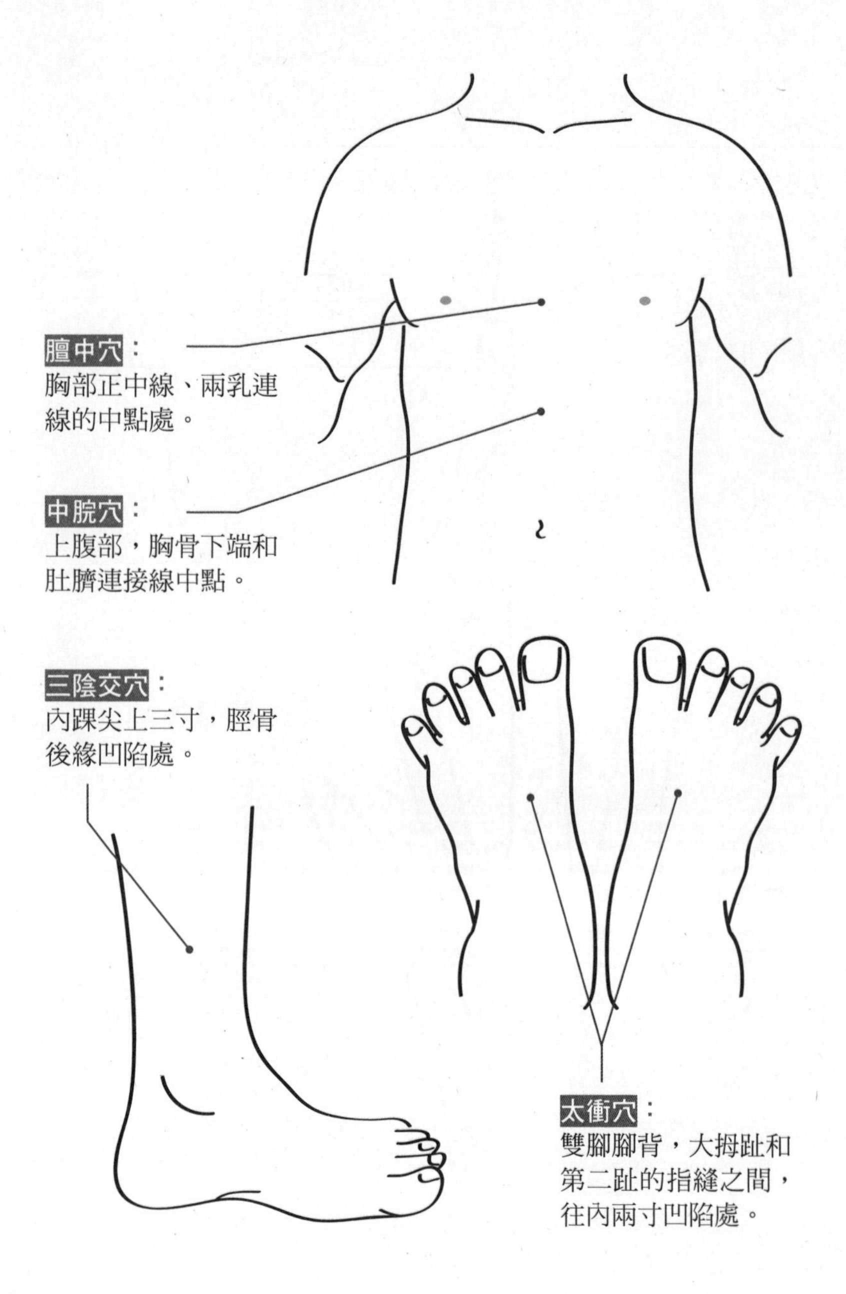
膻中穴：
胸部正中線、兩乳連
線的中點處。
中脘穴：
上腹部，胸骨下端和
肚臍連接線中點。
三陰交穴：
內踝尖上三寸，脛骨
後緣凹陷處。
太衝穴：
雙腳腳背，大拇趾和
第二趾的指縫之間，
往內兩寸凹陷處。

陽虛型體質

失智的內隱危機——對症養護建議與經絡疏通自癒

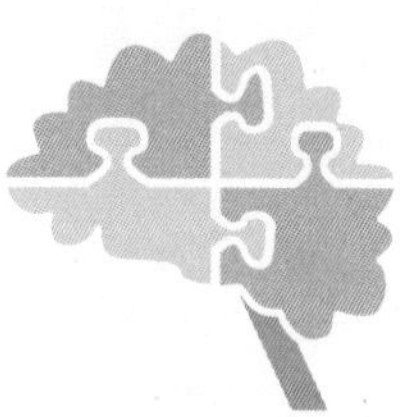

陽虛型的人，通常伴隨手腳冰冷、畏寒、腹瀉、嗜睡、頻尿，特別是男性則有攝護腺炎、陽痿、早洩等外顯毛病。

若能透過對症穴道的自我療癒手法，將有助調養體質、改善症狀，進而醒神健腦，提升記憶力，遠離失智的內隱危機。

13 手腳冰冷，三分鐘快速暖身、驅走寒意！

中醫典籍《黃帝內經》記載：「陰平陽秘，精神乃治，陰陽離決，精氣乃絕。」意思是說，人體是一個小宇宙，具有陰陽兩極，維持一種動態平衡的存在，使得生理活動能夠有序地進行。

若是陰陽失調，將導致「陰盛則陽病，陽盛則陰病」，陽虛體質的人就是體內的陰氣較多，需要「補其不足」，透過日常攝取「溫陽散寒」的食膳，鞏固脾胃機能，恢復身體熱能。平日可以透過熱敷並按壓：**百會穴**、**率谷穴**（頭部）、**勞宮穴**（手部）、**神闕穴**（腹部）、**足三里穴**、**太衝穴**、**湧泉穴**（腿足部），幫助活血化瘀、暢通血氣運行至末梢神經（四肢）。

小檔案

作用部位：頭部、手部、腹部、腿足部
體質症狀：腹瀉、手腳冰涼、疲倦、健忘、臉色蒼白、嗜睡
穴療要點：百會穴、率谷穴、勞宮穴、神闕穴、足三里穴、太衝穴、湧泉穴
疏通指引：上述穴道擇其二三，按壓五秒、十次為一個循環，並依情況增減

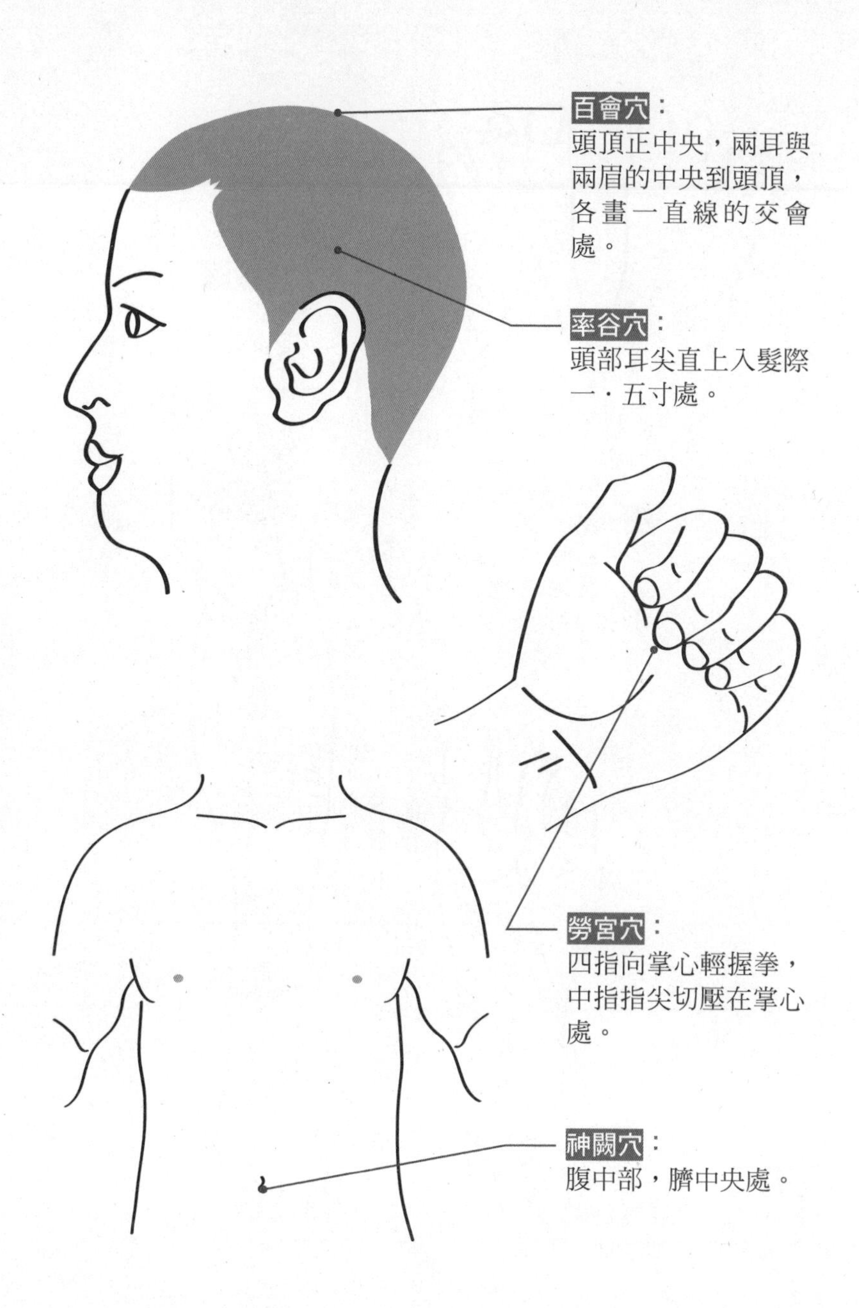
百會穴：
頭頂正中央，兩耳與兩眉的中央到頭頂，各畫一直線的交會處。
率谷穴：
頭部耳尖直上入髮際一・五寸處。
勞宮穴：
四指向掌心輕握拳，中指指尖切壓在掌心處。
神闕穴：
腹中部，臍中央處。

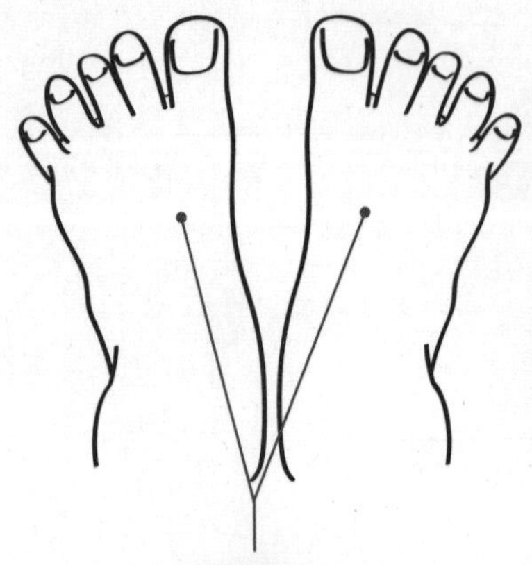

太衝穴：
雙腳腳背，大拇趾和
第二趾的指縫之間，
往內兩寸凹陷處。

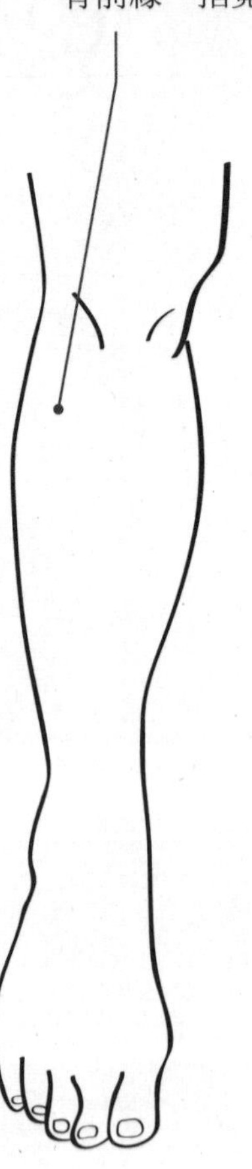

足三里穴：
膝蓋骨下方三寸，脛
骨前緣一指寬之處。

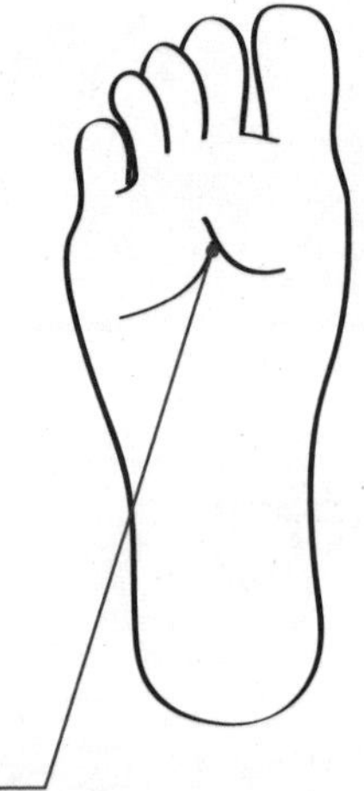

湧泉穴：
腳底板人字狀紋路
的交叉點。

14 關鍵時刻頻腹瀉，這樣做不再尷尬！

「啊！等一下」每到開會時刻，王哥老是腸胃翻攪，只好滿臉歉意地跑向廁所，幾次下來，老闆或客戶也頗有微詞，對於工作效率也造成相當大的影響。

平時可以按揉、推壓對位穴道，改善腹脹、腹瀉問題。**中脘穴**為胃募穴，又稱「胃脘」，有助和胃、消食，改善腸胃道毛病。**下脘穴**隸屬任脈，作為任脈交會穴，可緩解消化不良，胃下垂。

《循經考穴編》記載：「天樞正當天地交合之際，其分清理濁之司可知矣。」因此，**天樞穴**有助腸胃運轉、激濁揚清，恢復正常代謝循環，改善水腫、腹痛、胃炎、腸炎等。

小檔案

作用部位：胸腹部、腿部
體質症狀：腹漲、腹瀉、便溏、虛弱、睏乏、精神不濟
穴療要點：中脘穴、下脘穴、天樞穴、大橫穴、神闕穴、氣海穴、關元穴、足三里穴、上巨虛穴、下巨虛穴
疏通指引：上述穴道擇其二三，按壓五秒、十次為一個循環，並依情況增減

此外，**大橫穴、神闕穴、氣海穴、關元穴（腹部）、足三里穴、上巨虛穴、下巨虛穴（腿部）**，也都具有幫助消化、調節腸胃失序的效用。

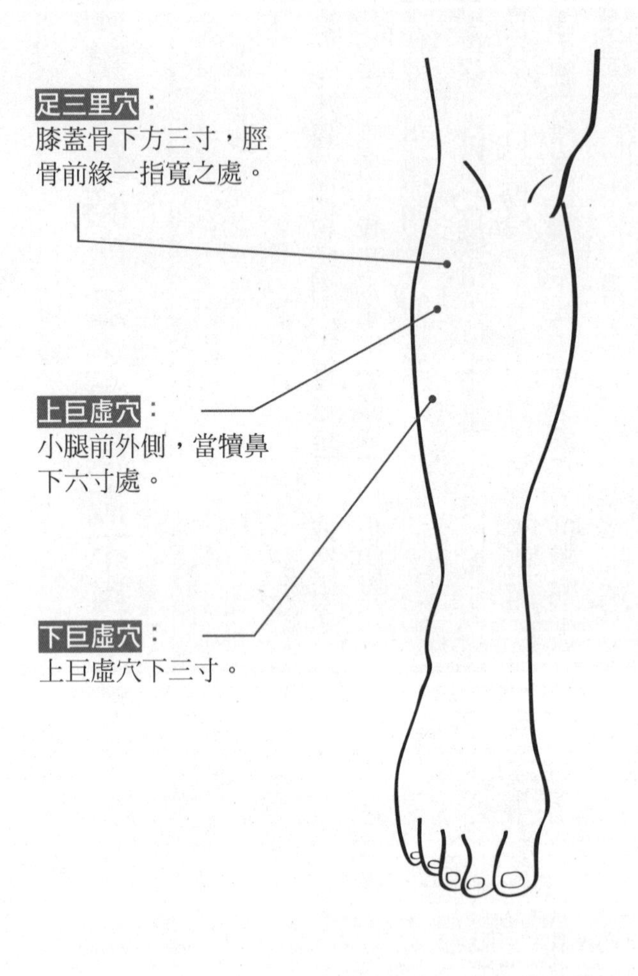

足三里穴：
膝蓋骨下方三寸，脛骨前緣一指寬之處。
上巨虛穴：
小腿前外側，當犢鼻下六寸處。
下巨虛穴：
上巨虛穴下三寸。

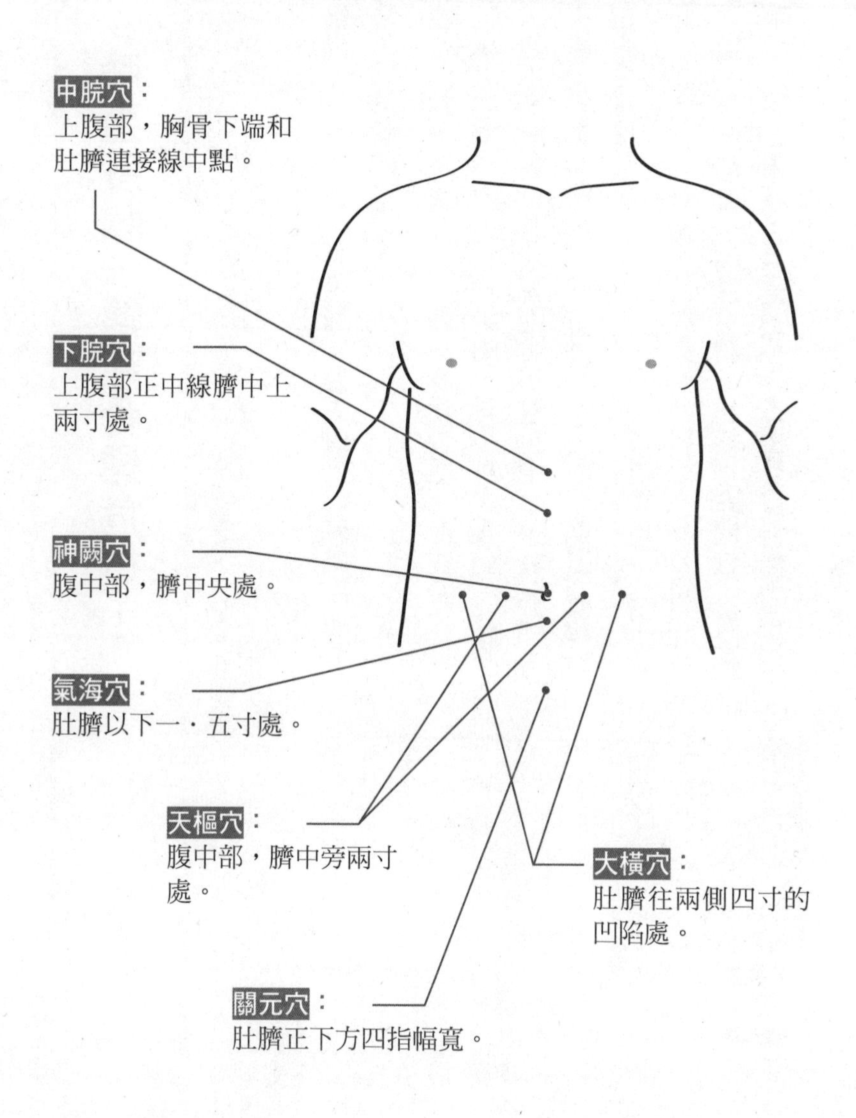
中脘穴：
上腹部，胸骨下端和
肚臍連接線中點。
下脘穴：
上腹部正中線臍中上
兩寸處。
神闕穴：
腹中部，臍中央處。
氣海穴：
肚臍以下一・五寸處。
天樞穴：
腹中部，臍中旁兩寸
處。
大橫穴：
肚臍往兩側四寸的
凹陷處。
關元穴：
肚臍正下方四指幅寬。

15 膝蓋痠軟，遠離骨鬆危機！

中醫說：「腎主骨，骨生髓，髓生血。」腎臟虛空的人，自然不利於骨頭發展。

《黃帝內經》也提及：「肺主身之皮毛，心主身之血脈，肝主身之筋膜，脾主身之肌肉，腎主身之骨髓。故肺熱葉焦，則皮毛虛弱，急薄著則生痿躄也……，腎氣熱，則腰脊不舉，骨枯而髓減，發為骨痿。」這裡說的「骨痿」就是現在的骨質疏鬆症。

因此，想要養好骨頭，就要先養好腎臟。平日可以透過以下穴道，通筋活血、益氣生髓，包括：**命門穴**、**腎俞穴**（背部）、**足三里穴**、**三陰交穴**、**太溪穴**（腿足部）。

小檔案

作用部位：頭頸部
體質症狀：腰背部、腿足部
穴療要點：命門穴、腎俞穴、足三里穴、三陰交穴、太溪穴
疏通指引：上述穴道擇其二三，按壓五秒、十次為一個循環，並依情況增減

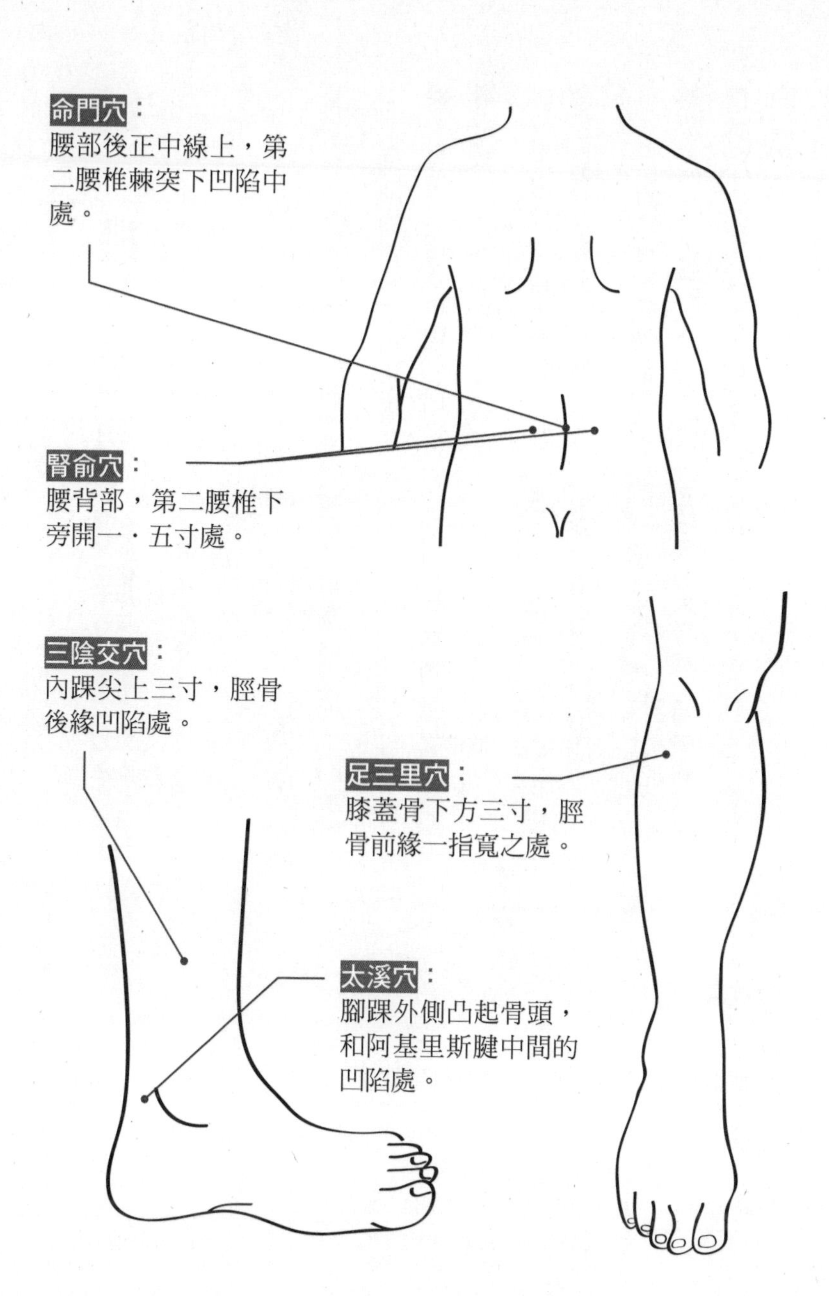
命門穴：
腰部後正中線上，第二腰椎棘突下凹陷中處。
腎俞穴：
腰背部，第二腰椎下旁開一．五寸處。
三陰交穴：
內踝尖上三寸，脛骨後緣凹陷處。
足三里穴：
膝蓋骨下方三寸，脛骨前緣一指寬之處。
太溪穴：
腳踝外側凸起骨頭，和阿基里斯腱中間的凹陷處。

16 擺脫烏龜頸，緩解頸椎症候群！

現代人幾乎人手一機，帶來便利，也為健康種下隱憂。脊椎病變已不再是老年人的專利，除了自然老化因素，有越來越多年輕人也染患頸椎病，就是因為時常低頭滑手機、姿勢不正確所致。

平日除了留意正確坐姿、站姿，打電腦、玩手機也要適度地讓眼睛休息、肌肉放鬆，避免產生不良後遺症。

此外，亦可透過活血通絡的穴道，進行按揉、推壓、熱敷，例如：**風府穴**、**風池穴**、**天柱穴**、**大椎穴**、**肩中俞穴**、**肩井穴**（頭肩部）、**內關穴**（手部），都有助緩解頸椎相關病變。

小檔案

作用部位：頭頸部、腰背部

體質症狀：烏龜頸、脖子痠疼、脊椎側彎、頭暈、精神不濟

穴療要點：風府穴、風池穴、天柱穴、大椎穴、肩中俞穴、肩井穴、內關穴

疏通指引：上述穴道擇其二三，按壓五秒、十次為一個循環，並依情況增減

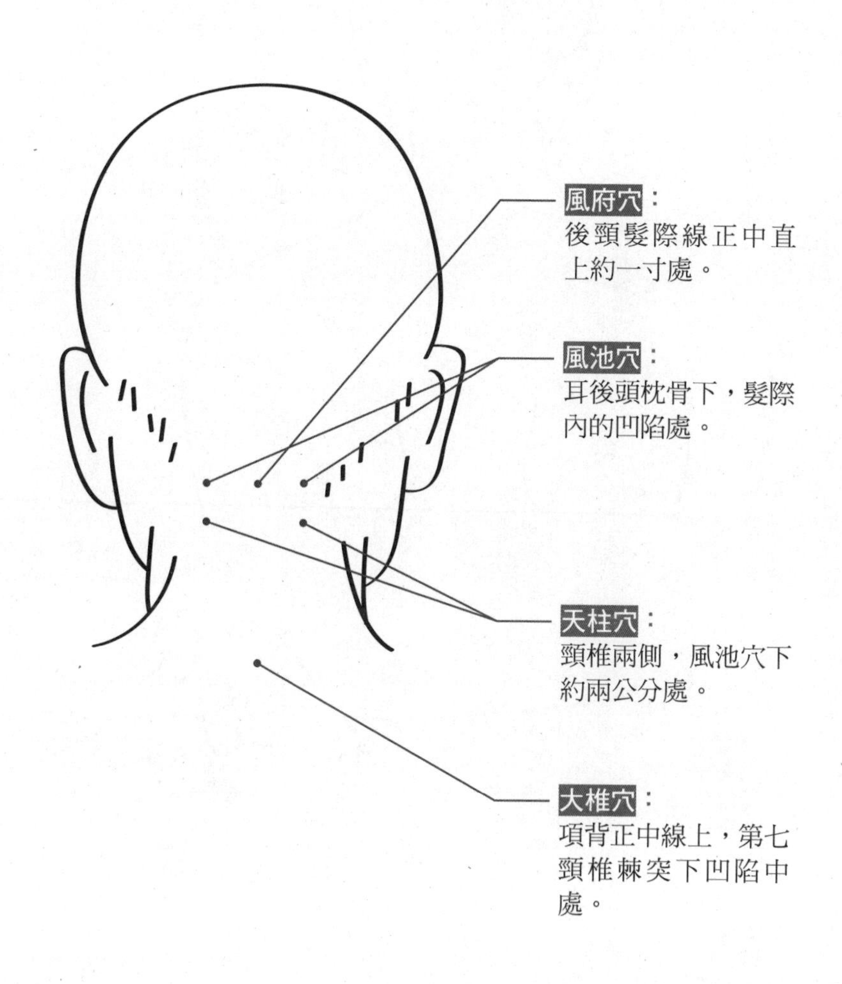
風府穴：
後頸髮際線正中直上約一寸處。
風池穴：
耳後頭枕骨下，髮際內的凹陷處。
天柱穴：
頸椎兩側，風池穴下約兩公分處。
大椎穴：
項背正中線上，第七頸椎棘突下凹陷中處。

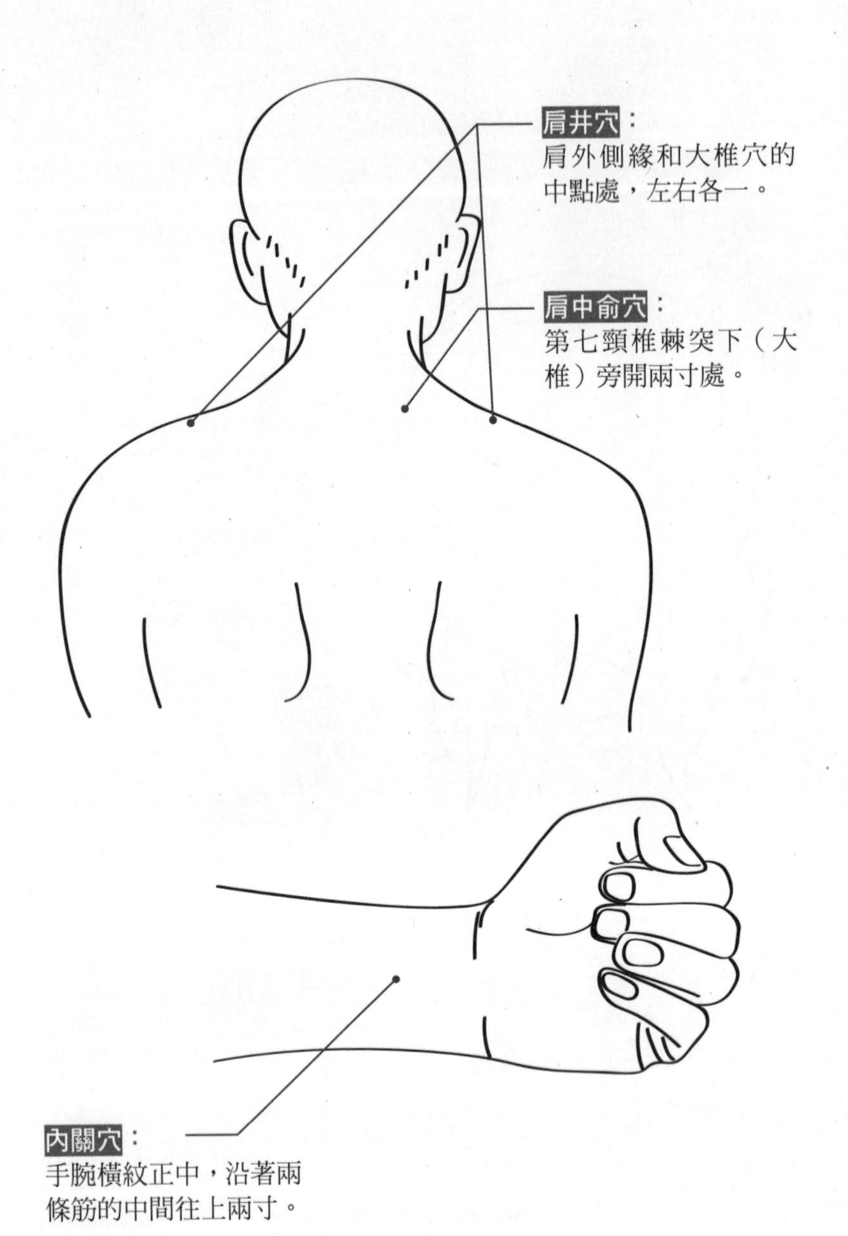
肩井穴：
肩外側緣和大椎穴的中點處，左右各一。
肩中俞穴：
第七頸椎棘突下（大椎）旁開兩寸處。
內關穴：
手腕橫紋正中，沿著兩條筋的中間往上兩寸。

17 遺精、早洩、陽痿……，每天十分鐘重振男性雄風！

男性早洩是過早射精，陽痿則是陰莖不能勃起，無法順利完成性行為，遺精則為精液自行排出，基本上都屬於「虛勞」之症。

針對性功能障礙的問題，有些是心理壓力所致，有些則是身體疾病導致，也有些是日常作息紊亂造成。因此，首要是養成健康的生活習慣，均衡飲食、定時運動，避免性事過繁，並透過膳食滋腎養陰、益氣固本。

平日還可按壓、指療以下穴道：**百會穴**（頭部）、**中脘穴**、**神闕穴**、**氣海穴**、**關元穴**（腹部）、**命門穴**、**腎俞穴**、**八髎穴**（背部），達到強腰固本、腎精虧虛的效益。

小檔案

作用部位：頭部、腹部、背部
體質症狀：腰痠、腰痛、遺精、早洩、性事不協、陽痿、失眠、記憶力差、不孕
穴療要點：百會穴、中脘穴、神闕穴、氣海穴、關元穴、命門穴、腎俞穴、八髎穴
疏通指引：上述穴道擇其二三，按壓五秒、十次為一個循環，並依情況增減

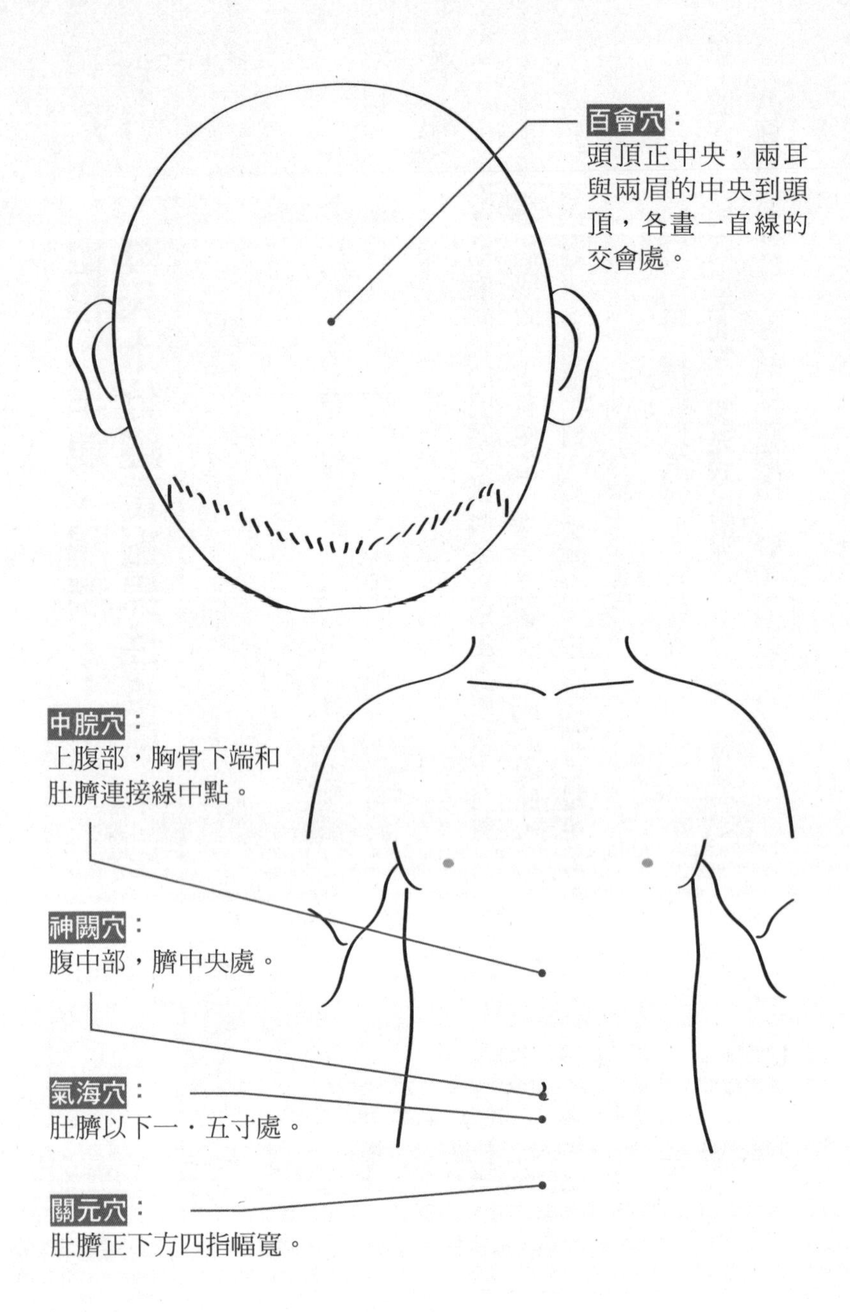
百會穴：
頭頂正中央，兩耳
與兩眉的中央到頭
頂，各畫一直線的
交會處。
中脘穴：
上腹部，胸骨下端和
肚臍連接線中點。
神闕穴：
腹中部，臍中央處。
氣海穴：
肚臍以下一．五寸處。
關元穴：
肚臍正下方四指幅寬。

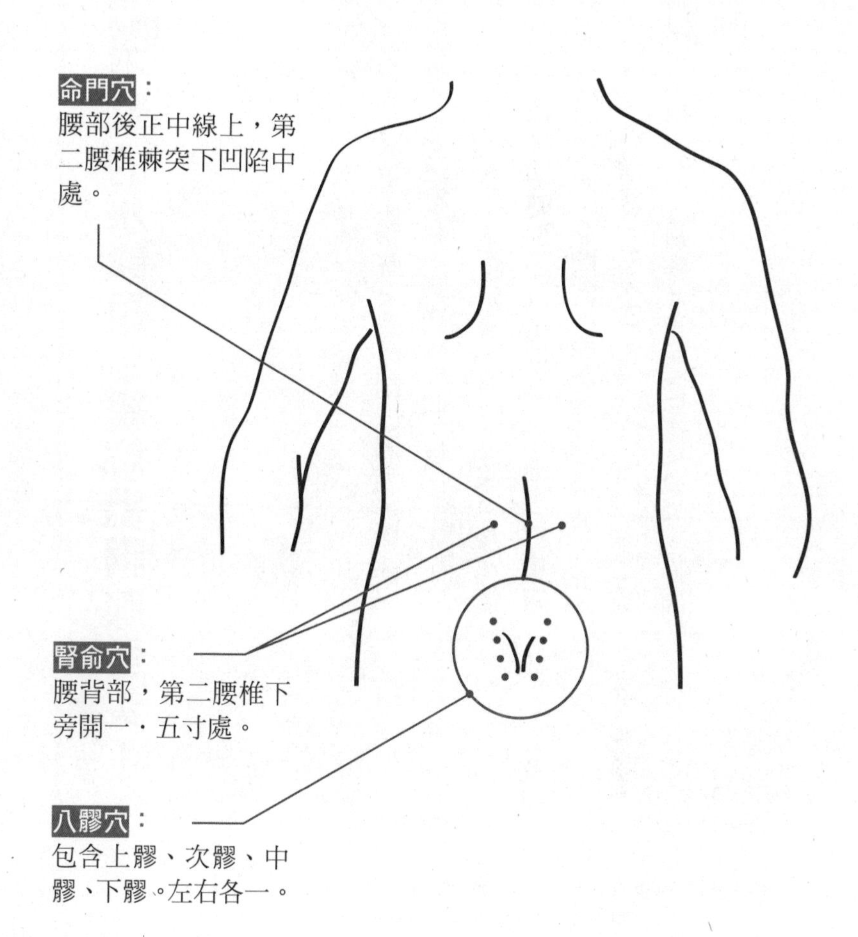
命門穴：
腰部後正中線上，第二腰椎棘突下凹陷中處。
腎俞穴：
腰背部，第二腰椎下旁開一・五寸處。
八髎穴：
包含上髎、次髎、中髎、下髎。左右各一。

18

關不緊的水龍頭，緩解攝護腺發炎！

攝護腺是男性特有的器官，當攝護腺出現異常增生、肥大時，就會壓迫到尿道、膀胱，造成排尿困難、頻尿、尿失禁、尿道灼痛、尿道結石、腰痛等症狀。

中醫認為腎陽衰微導致氣血瘀滯，平時可採用溫水坐浴法，促進血液循環，同時透過穴道按摩，包括：**百會穴**（頭部）、**關元穴**（腹部）、**命門穴**、**膀胱俞穴**（腰背部）、**陰陵泉穴**、**中封穴**、**復溜穴**、**太溪穴**、**湧泉穴**（腿足部），幫助去濕利尿、解熱止痛，緩解並預防泌尿道發炎、攝護腺發炎等問題。

小檔案

作用部位：腰背部、腿足部

體質症狀：頻尿、夜尿、血尿、失眠、失眠、健忘、攝護腺發炎

穴療要點：百會穴、關元穴、命門穴、膀胱俞穴、陰陵泉穴、中封穴、復溜穴、太溪穴、湧泉穴

疏通指引：上述穴道擇其二三，按壓五秒、十次為一個循環，並依情況增減

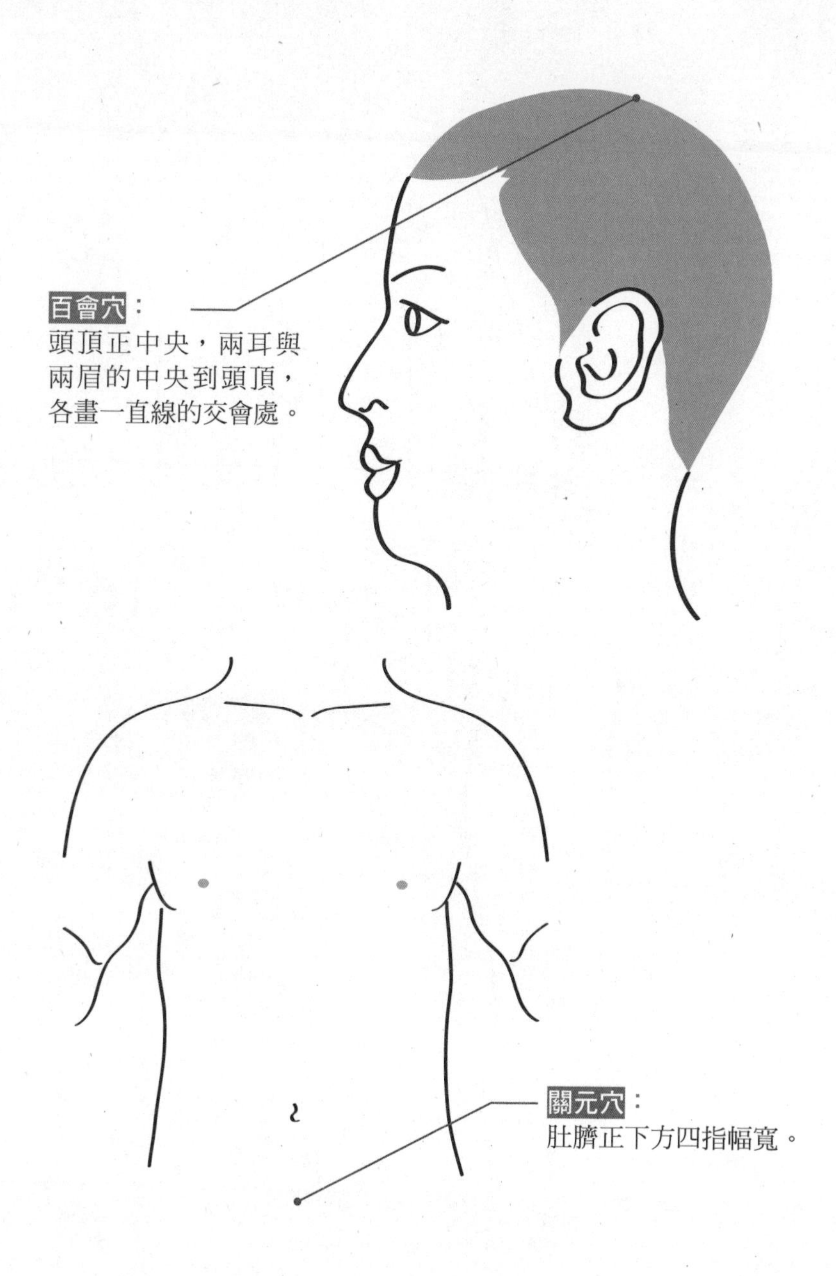
百會穴：
頭頂正中央，兩耳與
兩眉的中央到頭頂，
各畫一直線的交會處。
關元穴：
肚臍正下方四指幅寬。

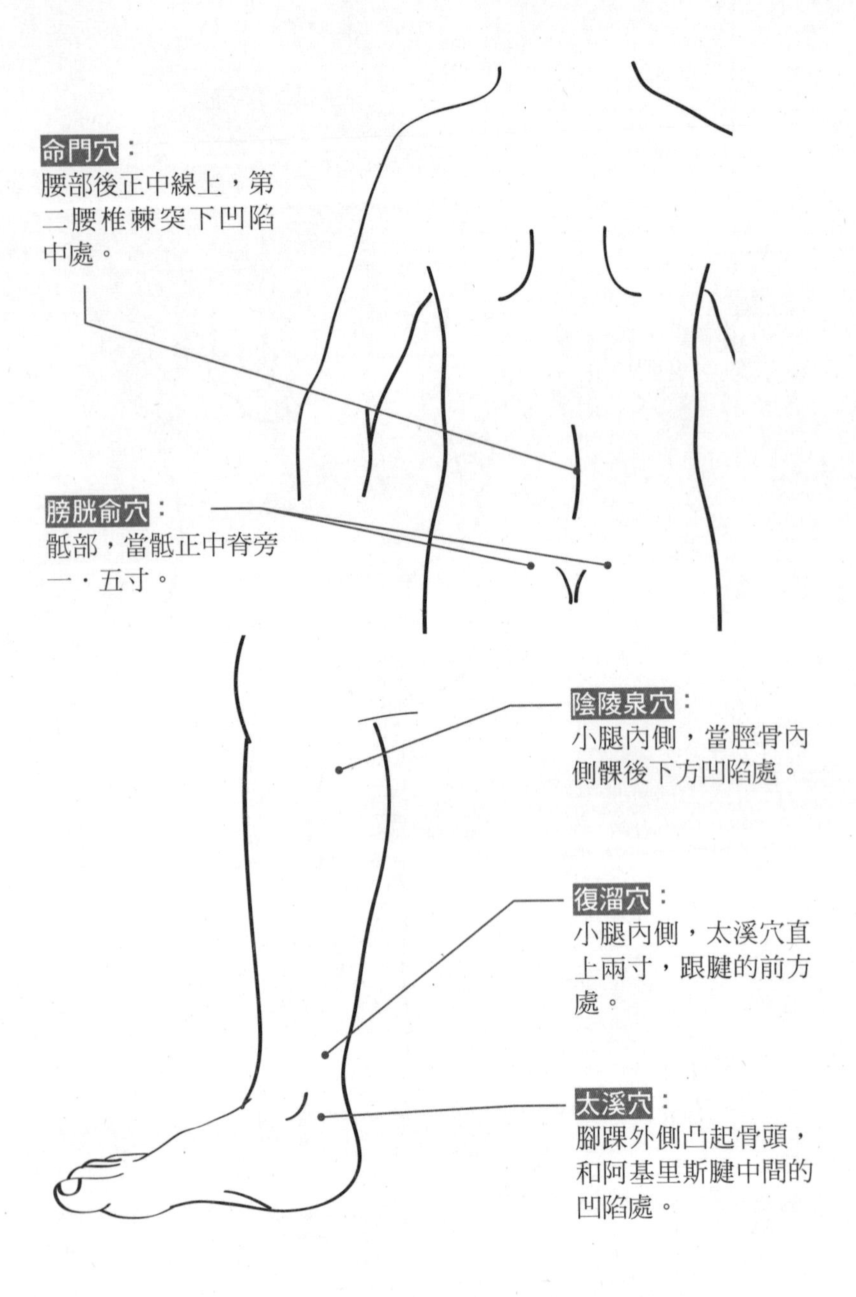
命門穴：
腰部後正中線上，第二腰椎棘突下凹陷中處。
膀胱俞穴：
骶部，當骶正中脊旁一·五寸。
陰陵泉穴：
小腿內側，當脛骨內側髁後下方凹陷處。
復溜穴：
小腿內側，太溪穴直上兩寸，跟腱的前方處。
太溪穴：
腳踝外側凸起骨頭，和阿基里斯腱中間的凹陷處。

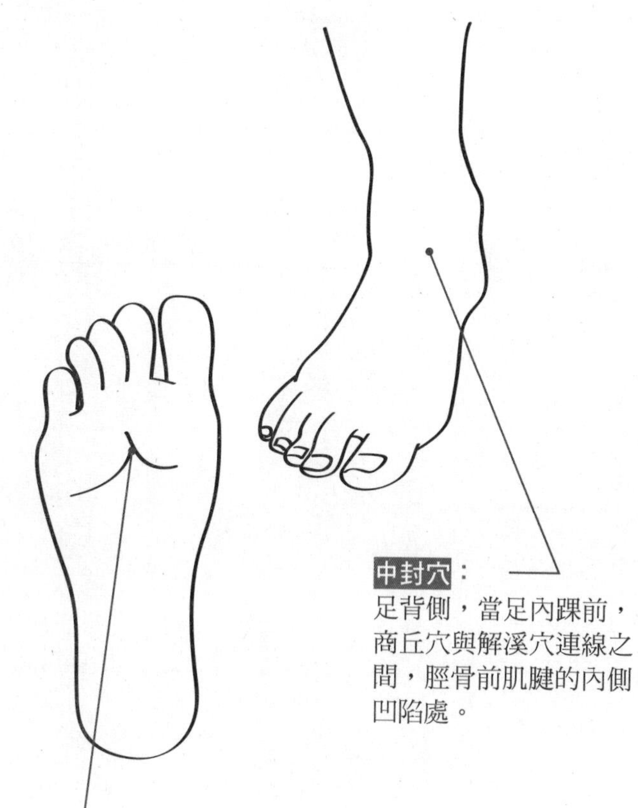

中封穴：
足背側，當足內踝前，商丘穴與解溪穴連線之間，脛骨前肌腱的內側凹陷處。

湧泉穴：
腳底板人字狀紋路的交叉點。

陰虛型體質

失智的內隱危機——對症養護建議與經絡疏通自癒

陰虛型的人，經常會感到口乾舌燥、耳鳴、失眠、便秘、痔瘡、脾氣暴躁、高血壓、甲狀腺亢進等外顯毛病。

若能透過對症穴道的自我療癒手法，有助調養體質，改善虛火消耗、養陰降燥、健腦清熱，進而遠離失智的內隱危機。

19 耳鳴、失眠、多夢、健忘……，每日五分鐘，身體變輕鬆！

有人說，世界上最美的事，不是留著時光，而是留住記憶。時光雖一去不復返，但記憶可以帶我們回到往日時光，在內心凝聚一股前進的力量，我們也能夠透過回顧事件，進而反省自己、修正行為。

根據國際權威醫學期刊《刺胳針》曾列出十二項「失智危險因子」，其中「聽力喪失」就名列第一，由此可知，日常中若有耳鳴、聽力下降等問題，就要提高警覺，盡早就醫診治。此外，平常可以透過按壓對症穴道，像是：**耳門穴**、**聽宮穴**、**聽會穴**、**翳風穴**（頭部）、**中渚穴**、**手神門穴**（手部）、**太衝穴**（足部），幫助通絡開竅，進而改善耳朵問題，讓人耳聰目明。

小檔案

作用部位：頭部、手部、足部
體質症狀：頭暈、失眠、多夢、耳鳴、心悸、體熱、忘東忘西
穴療要點：耳門穴、聽宮穴、聽會穴、翳風穴、中渚穴、手神門穴、太衝穴
疏通指引：上述穴道擇其二三，按壓五秒、十次為一個循環，並依情況增減

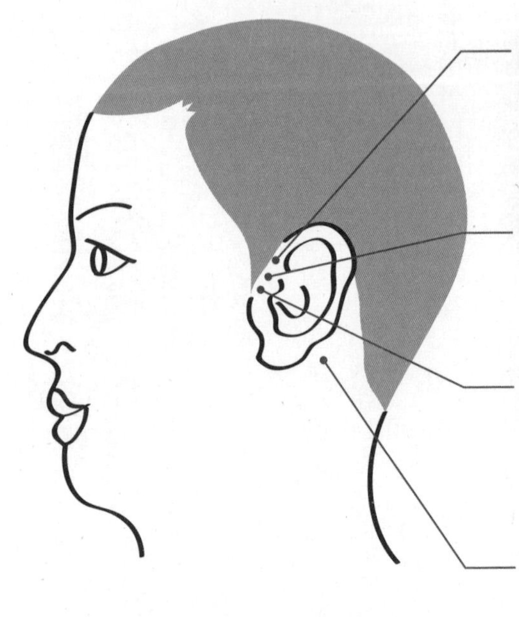

耳門穴：
耳屏上切跡前方，下頜骨髁突後緣，張口凹陷處。

聽宮穴：
耳屏前下頜骨髁突後方，張口凹陷處。

聽會穴：
耳屏前下頜骨髁狀突後緣，與耳郭屏間切跡下緣相平，張口凹陷處。

翳風穴：
耳垂後方，乳突骨與下頜角之間的凹陷處。

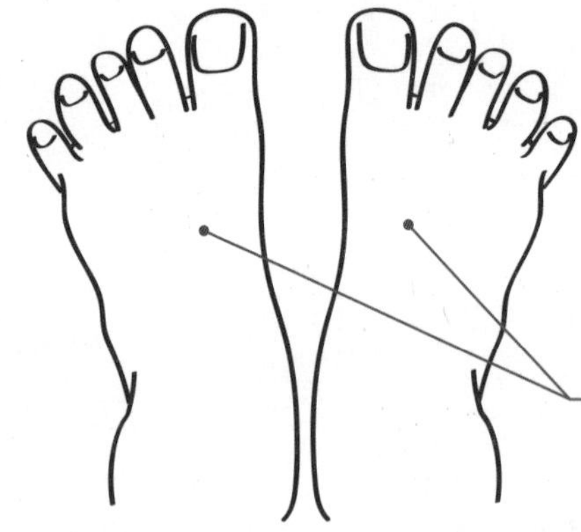

太衝穴：
雙腳腳背，大拇趾和第二趾的指縫之間，往內兩寸凹陷處。

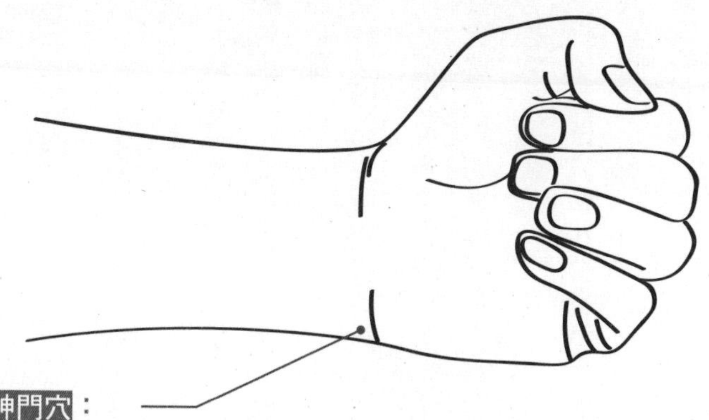

手神門穴：
手腕橫紋與小指，往下延伸交界處。

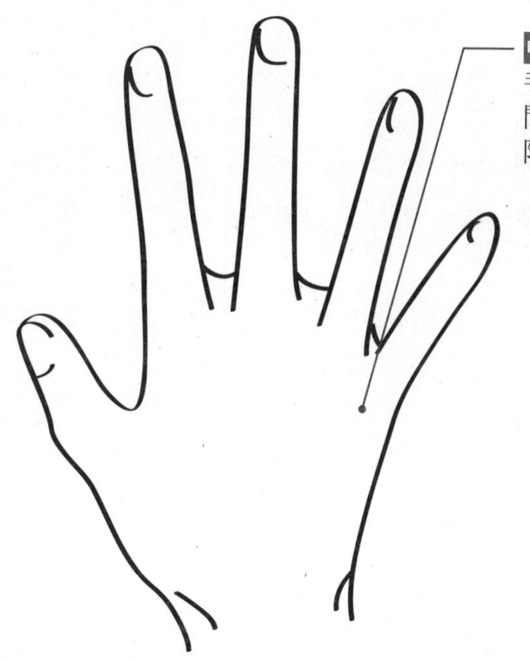

中渚穴：
手背第四至五掌骨間，掌指關節後方凹陷處。

20 便秘好苦惱，這樣做輕鬆排便！

《素問．調經論》記載：「陽虛則外寒，陰虛則內熱；陽盛則外熱，陰盛則內寒。」陰虛內熱屬於虛火過度旺盛，陽氣失去牽制，產生亢盛的現象，從而以手腳發熱、身體消瘦、口乾、口苦、便祕、痔瘡、腹痛等症狀顯現。

平日可多食用香蕉、茄子、黑木耳、番薯等富含纖維質食材，有助調理脾胃，潤便通腸，亦可按壓相關穴道：**合谷穴**、**魚際穴**（手部）、**中脘穴**、**大橫穴**、**天樞穴**（腹部）、**命門穴**、**小腸俞穴**（腰背部）、**足三里穴**、**陽陵泉穴**（腿部）。若有痔瘡問題，可以按摩、刮痧腰背部的**秩邊穴**、**長強穴**，有助散瘀消腫，改善肛疾、痔疾。

小檔案

作用部位：手部、腹部、腰背部、腿部

體質症狀：便祕、痔瘡、口苦、口臭、口瘡、腹痛、多夢、健忘

穴療要點：合谷穴、魚際穴、中脘穴、大橫穴、天樞穴、命門穴、小腸俞穴、足三里穴、陽陵泉穴、秩邊穴、長強穴

疏通指引：上述穴道擇其二三，按壓五秒、十次為一個循環，並依情況增減

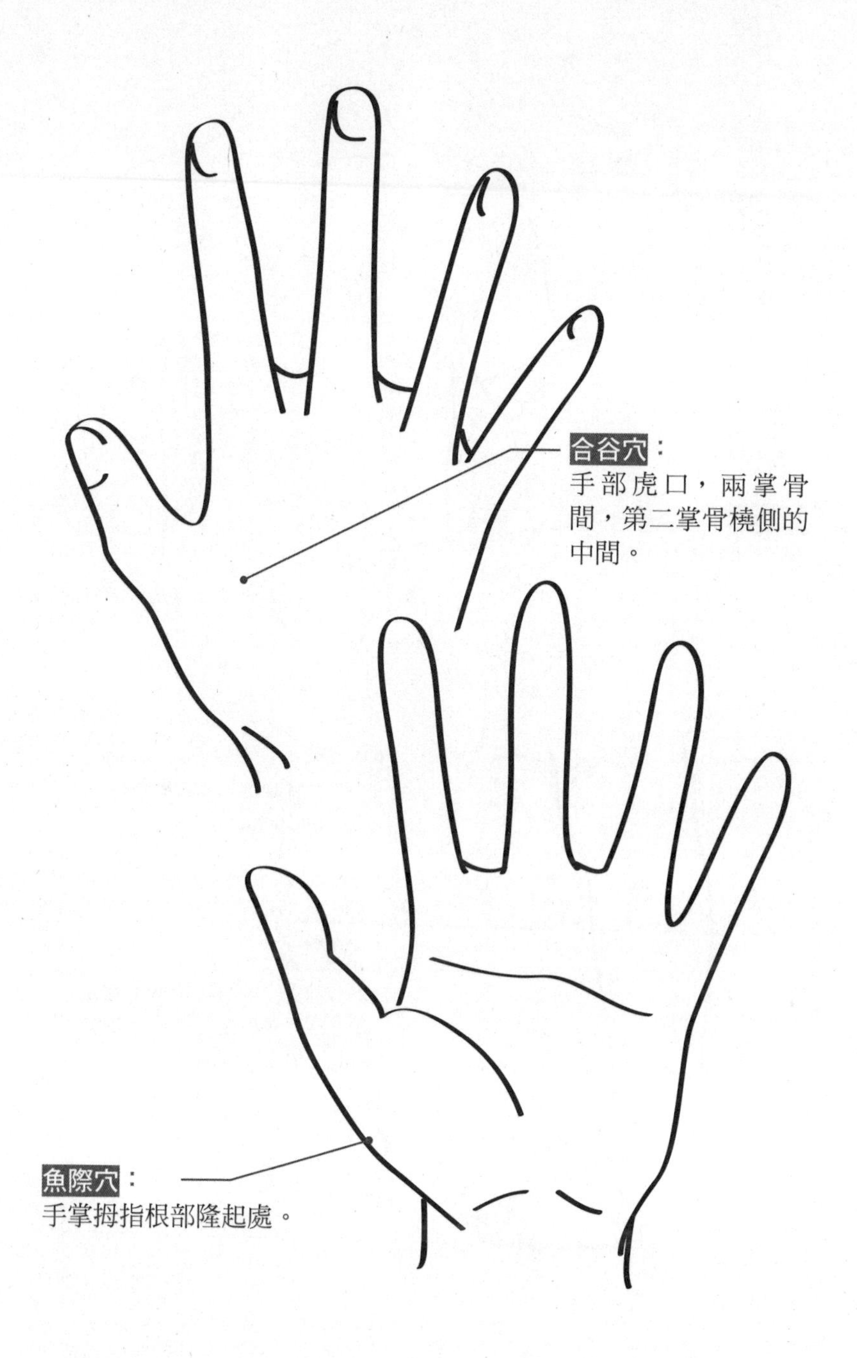
合谷穴：
手部虎口，兩掌骨間，第二掌骨橈側的中間。
魚際穴：
手掌拇指根部隆起處。

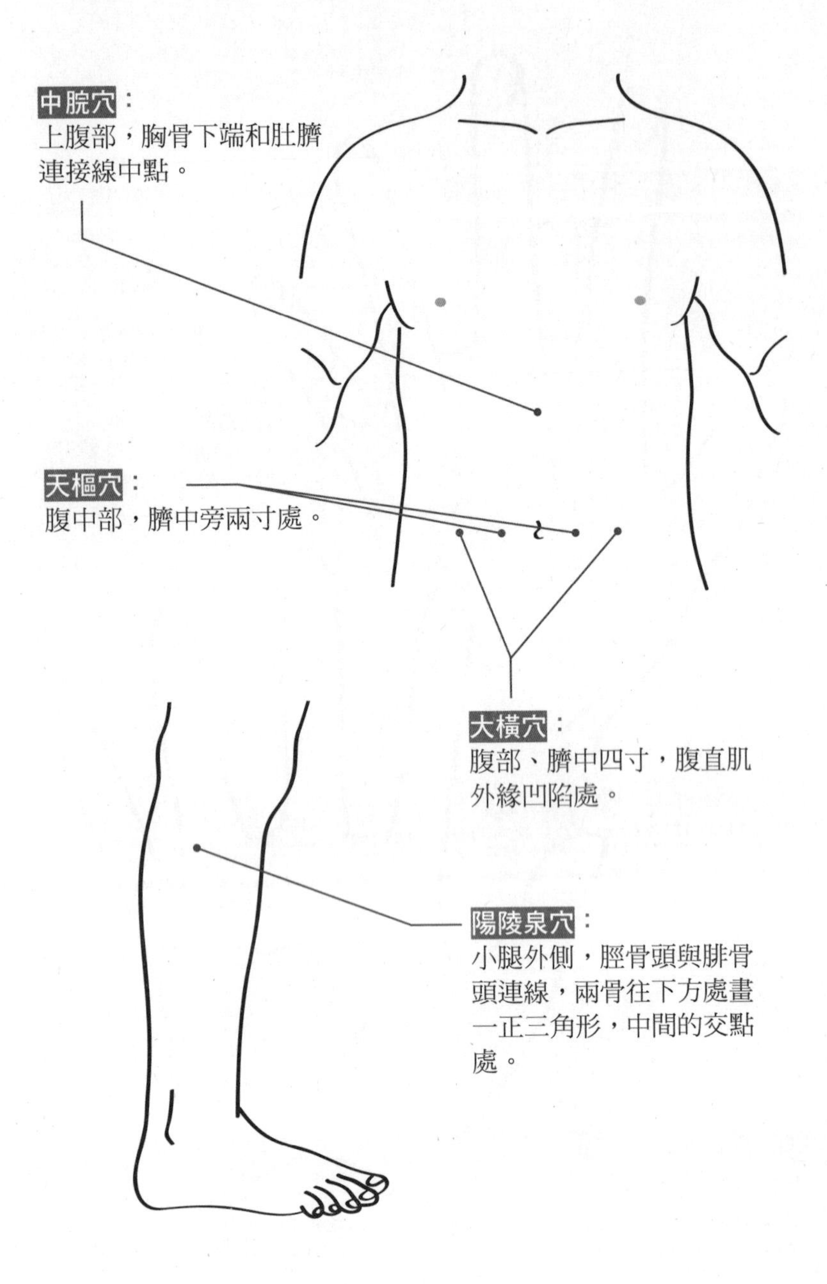
中脘穴：
上腹部，胸骨下端和肚臍
連接線中點。
天樞穴：
腹中部，臍中旁兩寸處。
大橫穴：
腹部、臍中四寸，腹直肌
外緣凹陷處。
陽陵泉穴：
小腿外側，脛骨頭與腓骨
頭連線，兩骨往下方處畫
一正三角形，中間的交點
處。

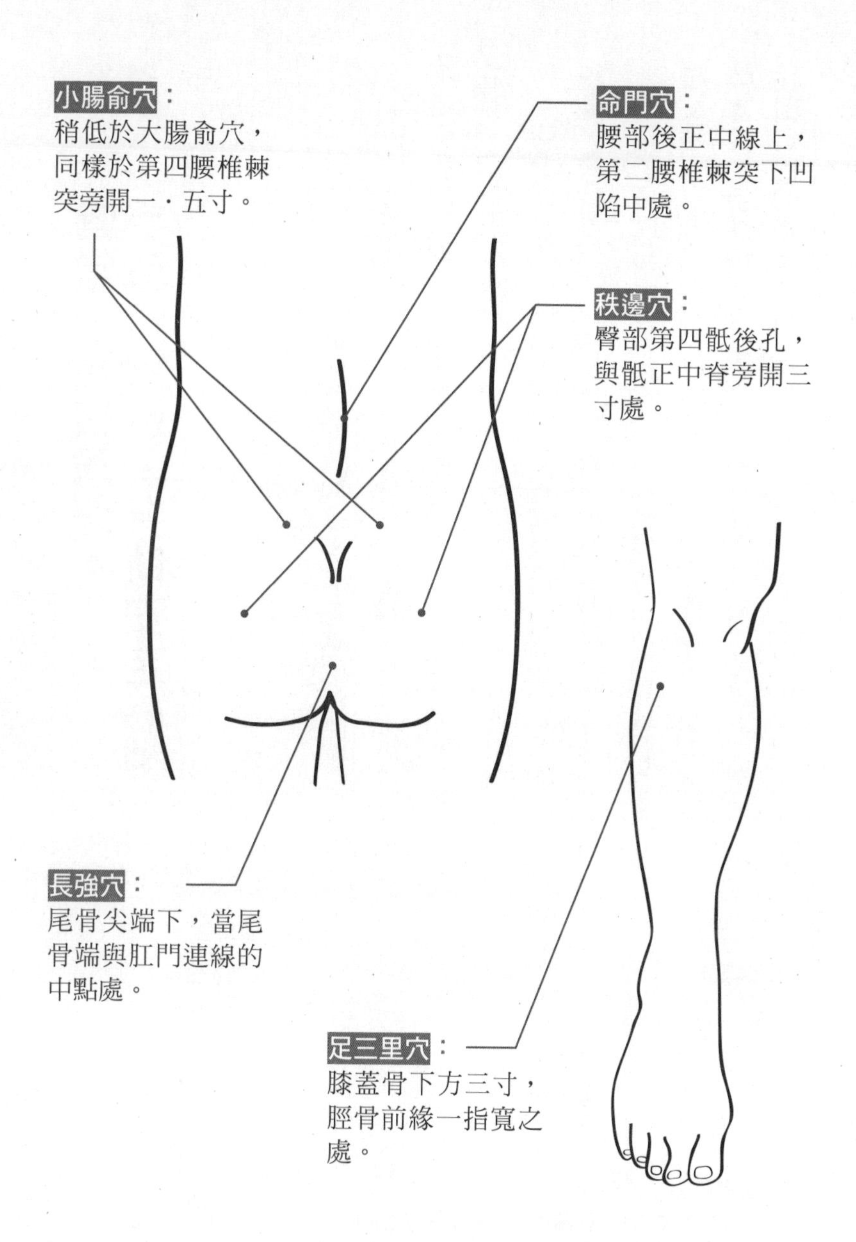
小腸俞穴：
稍低於大腸俞穴，
同樣於第四腰椎棘
突旁開一・五寸。
命門穴：
腰部後正中線上，
第二腰椎棘突下凹
陷中處。
秩邊穴：
臀部第四骶後孔，
與骶正中脊旁開三
寸處。
長強穴：
尾骨尖端下，當尾
骨端與肛門連線的
中點處。
足三里穴：
膝蓋骨下方三寸，
脛骨前緣一指寬之
處。

21 常常一秒被惹怒？手部四穴道，有助安定心神！

「你說什麼？」業務主管脾氣一上來，就胡亂開罵。

對於這種經常被惹怒、控制不了脾氣的性格，往往最不受團體的歡迎，最後也會影響人際關係和工作表現，實在是相當吃虧。

陰虛體質的人因內熱上火，也會比較沒有耐性、遇事紛亂、無法專注在一件事情上面，心性比較無法安定下來。

除了可以藉由調整呼吸、放慢腳步，面對挑釁練習「不起反應」之外，還能適當按揉解壓穴道：**內關穴**、**合谷穴**、**勞宮穴**、**手神門穴**（手部），幫助降火理氣，安定心神，找回自己的輕鬆與自在。

小檔案

作用部位：手部
體質症狀：焦慮、易怒、急性子、臉部發紅、丟三落四、高血壓
穴療要點：內關穴、合谷穴、勞宮穴、手神門穴
疏通指引：上述穴道擇其二三，按壓五秒、十次為一個循環，並依情況增減

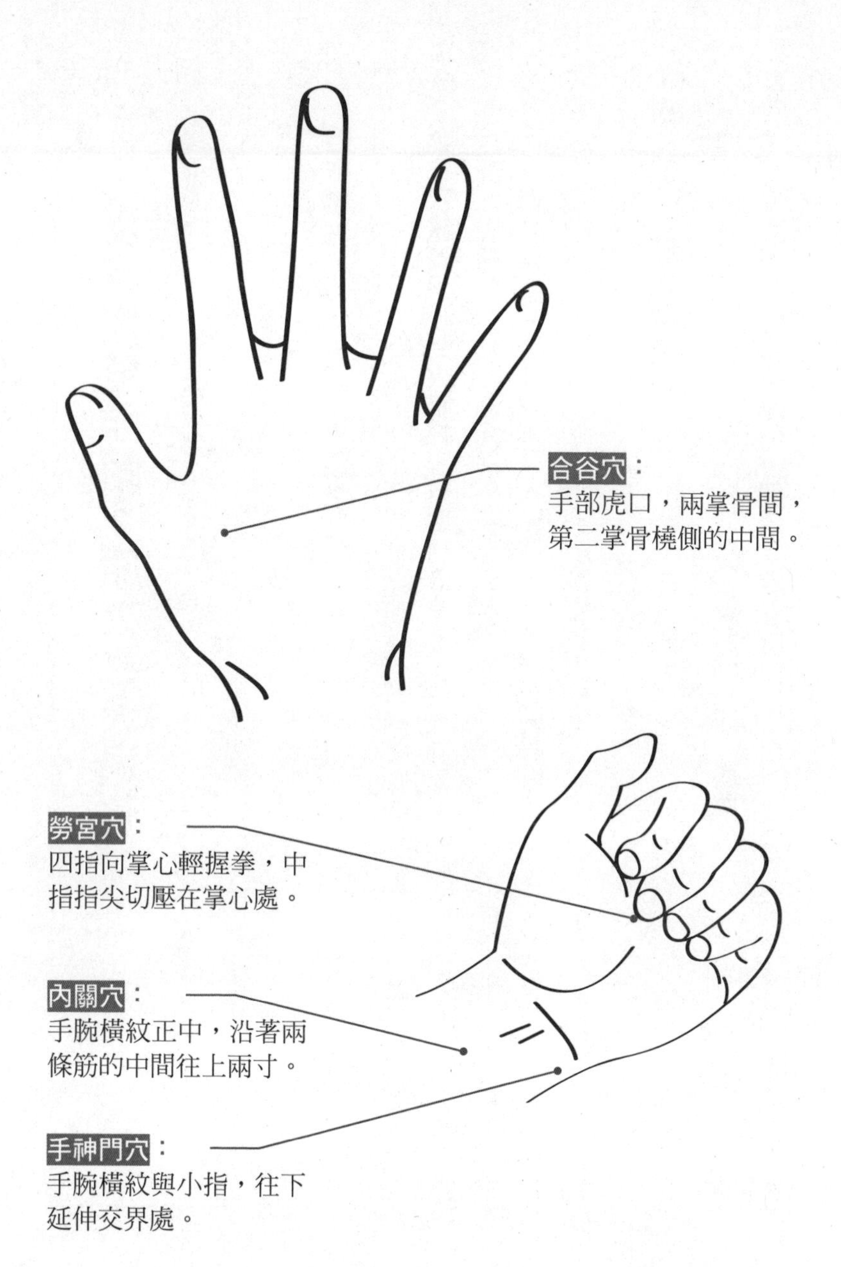
合谷穴：
手部虎口，兩掌骨間，
第二掌骨橈側的中間。
勞宮穴：
四指向掌心輕握拳，中
指指尖切壓在掌心處。
內關穴：
手腕橫紋正中，沿著兩
條筋的中間往上兩寸。
手神門穴：
手腕橫紋與小指，往下
延伸交界處。

22

皮膚搔癢難耐？原來是太過乾燥！

陰虛體質的人容易缺水，常常感覺身體和臉上在發熱，正是因為「陽亢並生熱而化火」可按壓以下對症穴道。

合谷穴隸屬手陽明大腸經，有助疏散風邪，清泄肺氣，改善多汗、臂痛等熱病；**魚際穴**為手太陰肺經，按壓此穴位，可以調節氣血，清熱解毒；**尺澤穴**屬手太陰肺經的合穴，《黃帝內經・明堂》：「澤，謂陂澤水鐘處也。尺，謂從此向口有尺也。」澤中水氣能瀉火降逆，舒緩舌乾、口渴、心痛、心煩、喉炎、咽炎、支氣管炎等。

曲池穴為手陽明大腸經，能疏邪熱，調氣理血；**陰陵泉穴**、**三陰交穴**，亦有助運化，調治皮膚過敏情況。

小檔案

作用部位：手部、腿部
體質症狀：皮膚搔癢、乾燥症、乾癢、紅疹、皮膚過敏
穴療要點：合谷穴、魚際穴、尺澤穴、曲池穴、陰陵泉穴、三陰交穴
疏通指引：上述穴道擇其二三，按壓五秒、十次為一個循環，並依情況增減

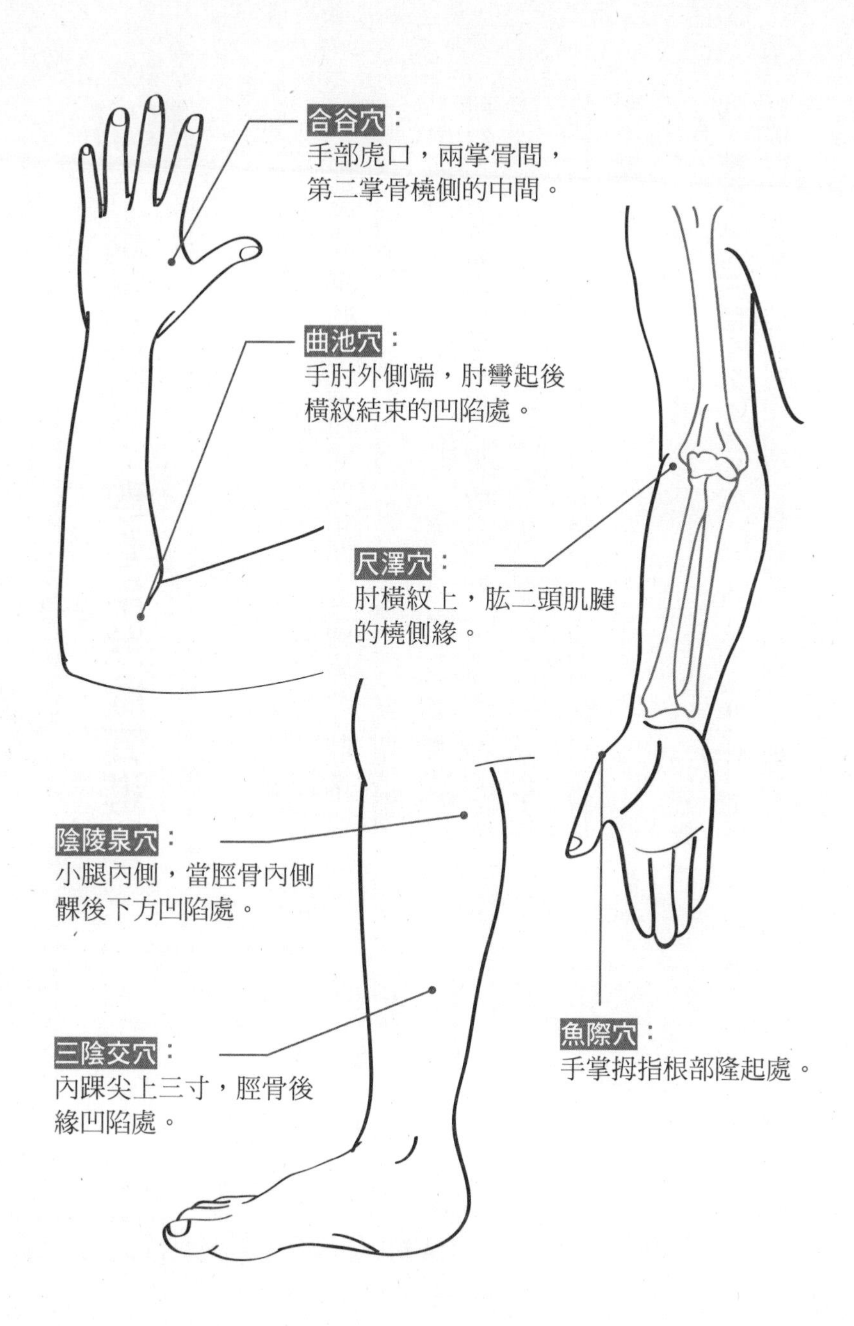
合谷穴：
手部虎口，兩掌骨間，
第二掌骨橈側的中間。
曲池穴：
手肘外側端，肘彎起後
橫紋結束的凹陷處。
尺澤穴：
肘橫紋上，肱二頭肌腱
的橈側緣。
陰陵泉穴：
小腿內側，當脛骨內側
髁後下方凹陷處。
三陰交穴：
內踝尖上三寸，脛骨後
緣凹陷處。
魚際穴：
手掌拇指根部隆起處。

23

補養肝腎，改善甲狀腺亢進

中醫認為甲狀腺亢進與體質相關，多歸屬為「肝鬱」、「肝火」的癭病。所謂的癭病，就是頸前腫大，結而成塊，古代典籍《呂氏春秋》曾記載「輕水所，多禿與癭人」的前例，正是體內鬱結化火，火熱傷陰耗液所致。

此外，長期鬱悶、憂思過甚的「情志內傷」，也將導致肝氣滯結、陰虛火旺，加上肝鬱化火、體虛虧空就會加劇掉髮、手抖、心悸、盜汗、眼凸等不適症狀。

平日可按壓以下穴道，像是腿足部的**陰包穴**、**足三里穴**、**豐隆穴**、**三陰交穴**、**太衝穴**。另外，若有掉髮困擾，可按壓、叩擊、搓磨頭部穴道：**百會穴**、**角孫穴**、**風池穴**。

小檔案

作用部位：頭部、腿足部

體質症狀：掉髮、手抖、心悸、燥熱、失眠、甲狀腺亢進

穴療要點：百會穴、角孫穴、風池穴、陰包穴、足三里穴、豐隆穴、三陰交穴、太衝穴

疏通指引：上述穴道擇其二三，按壓五秒、十次為一個循環，並依情況增減

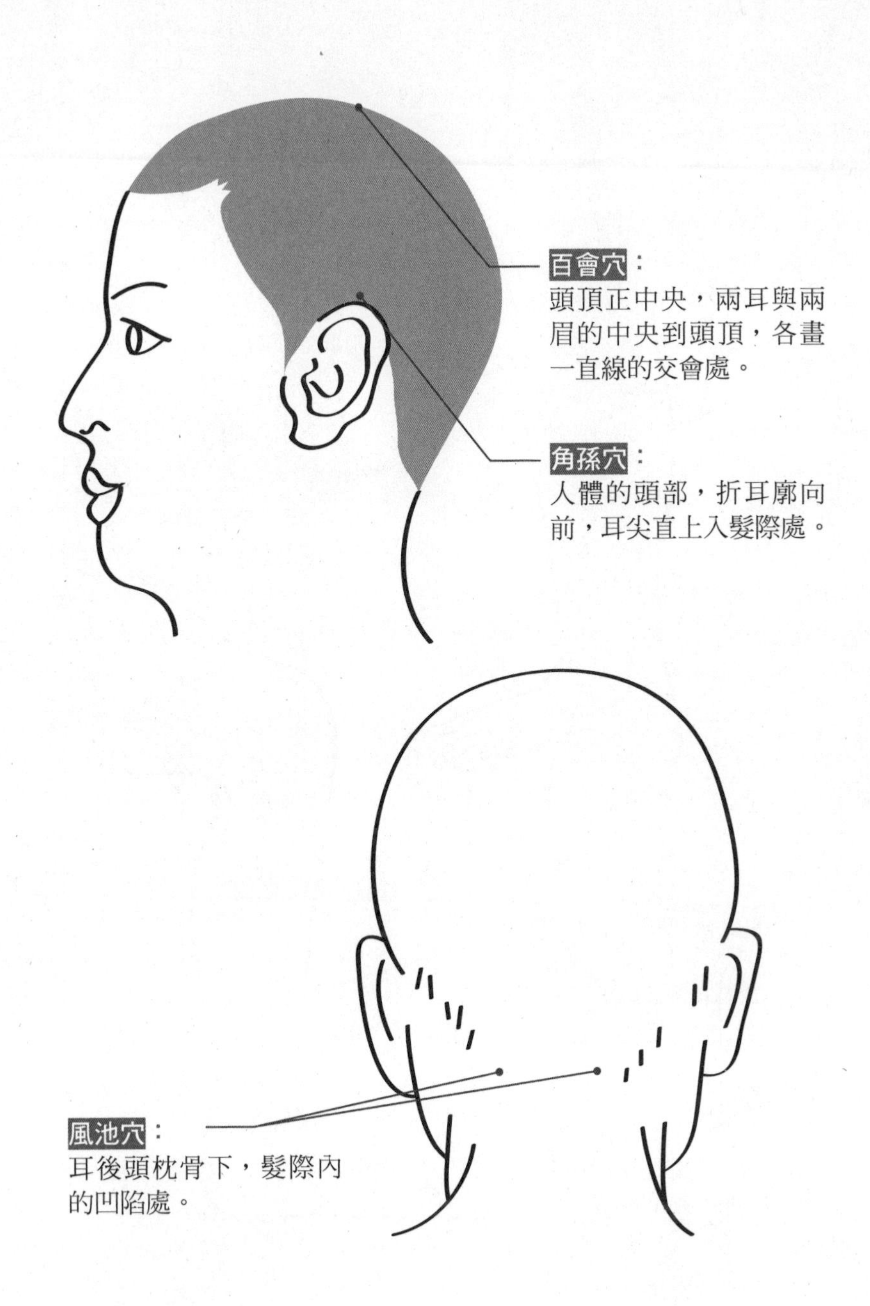
百會穴：
頭頂正中央，兩耳與兩眉的中央到頭頂，各畫一直線的交會處。
角孫穴：
人體的頭部，折耳廓向前，耳尖直上入髮際處。
風池穴：
耳後頭枕骨下，髮際內的凹陷處。

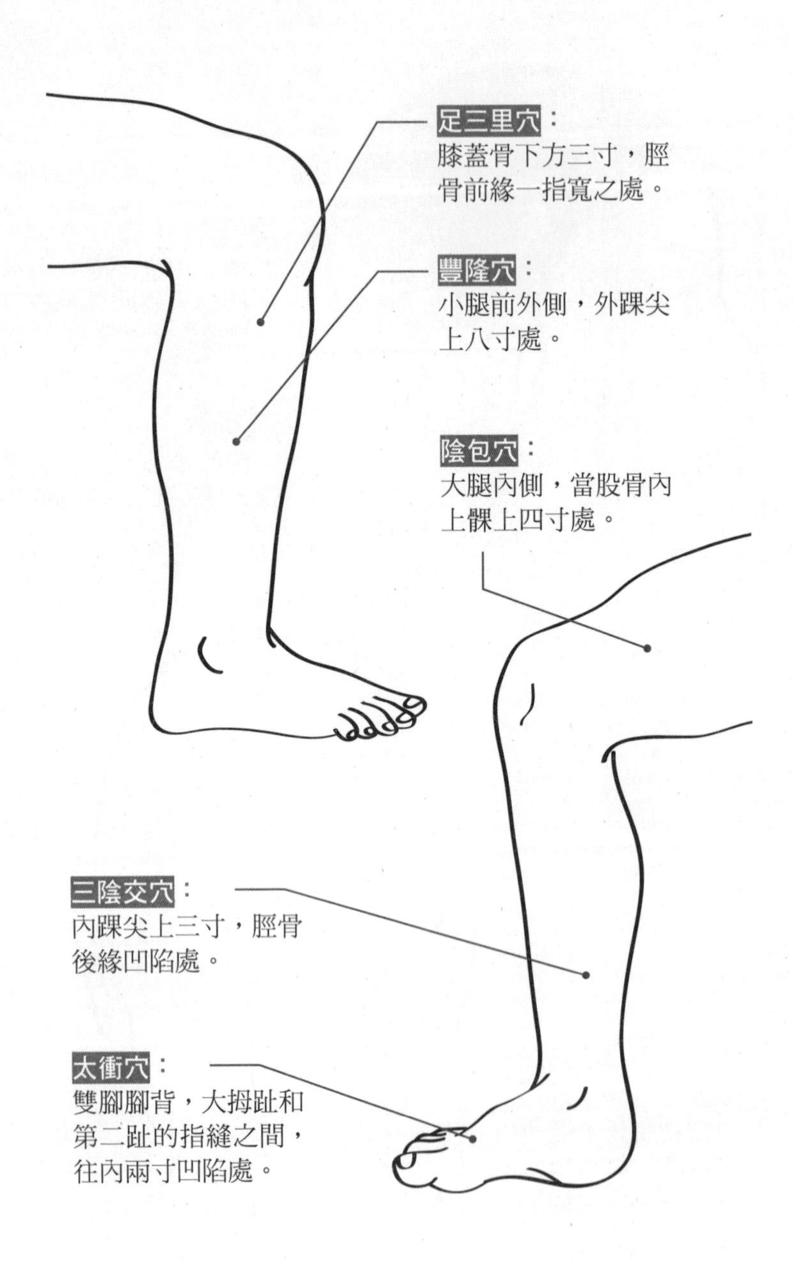
足三里穴：
膝蓋骨下方三寸，脛
骨前緣一指寬之處。
豐隆穴：
小腿前外側，外踝尖
上八寸處。
陰包穴：
大腿內側，當股骨內
上髁上四寸處。
三陰交穴：
內踝尖上三寸，脛骨
後緣凹陷處。
太衝穴：
雙腳腳背，大拇趾和
第二趾的指縫之間，
往內兩寸凹陷處。

24 血壓狂飆一二〇，降壓保命有良方

高血壓是腦心血管疾病元凶之一。衛生福利部國民健康署公告：血壓值為收縮壓一百二十 mmHg 以下，舒張壓八十 mmHg 以下，為正常血壓；當收縮壓高於一百二十 mmHg，舒張壓高於八十 mmHg 時，屬於高血壓前期（警示期）；當收縮壓超過一百四十 mmHg、舒張壓高於九十 mmHg，就是第一期高血壓；當收縮壓超過一百八十 mmHg、舒張壓高於一百二十 mmHg，就是第二期高血壓。

平日除了維持良好作息、控制飲食之外，還可以按壓以下對症穴道：**百會穴**、**風池穴**、**風府穴**、**天柱穴**（頭部）、**尺澤穴**、**曲池穴**（手部）、**湧泉穴**、**太衝穴**（足部），有助清肺熱，降逆氣，調血理氣，改善高血壓相關症狀。

小檔案

作用部位：頭部、手部、足部
體質症狀：多語、嗜睡、焦躁、心悸、頭暈、健忘、失智、高血壓、中風等腦血管病變
穴療要點：百會穴、風池穴、風府穴、天柱穴、尺澤穴、曲池穴、湧泉穴、太衝穴
疏通指引：上述穴道擇其二三，按壓五秒、十次為一個循環，並依情況增減

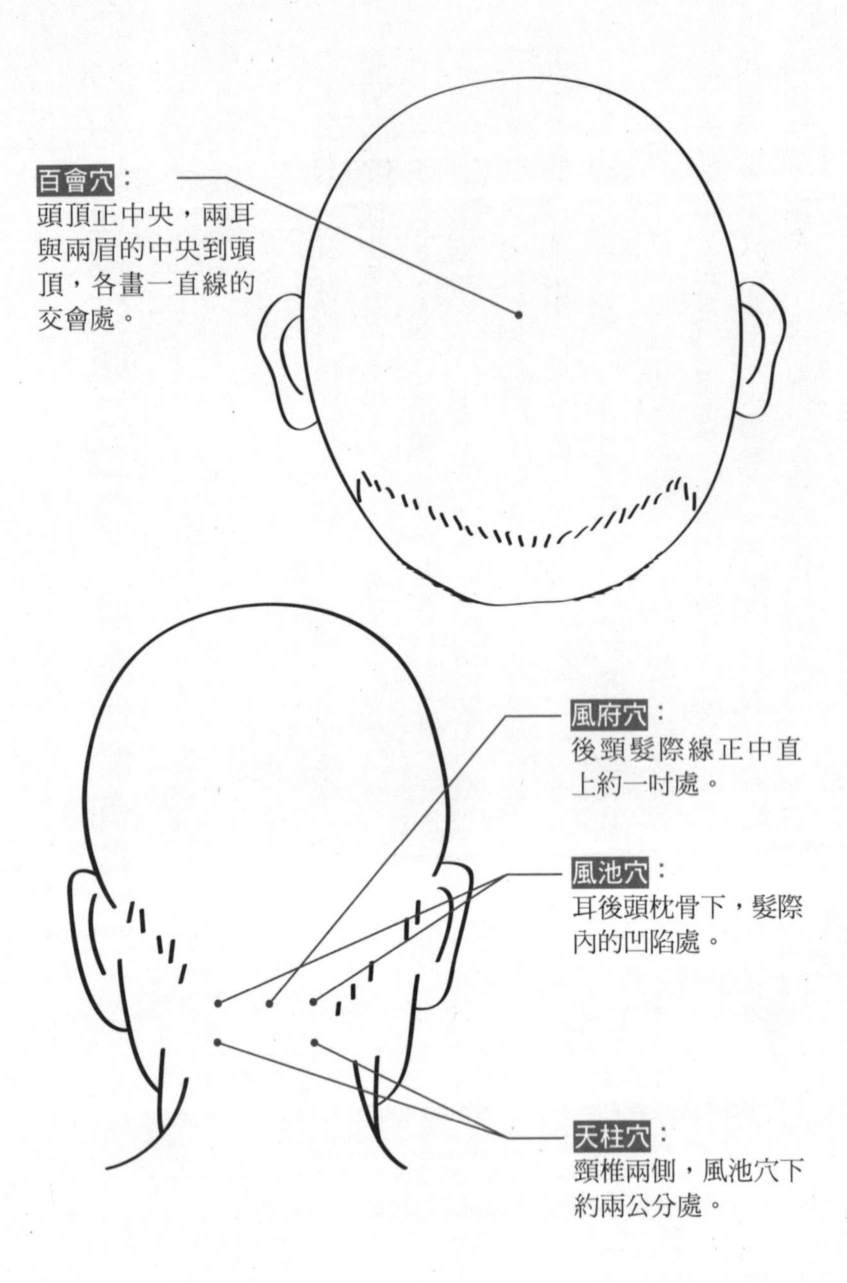
百會穴：
頭頂正中央，兩耳
與兩眉的中央到頭
頂，各畫一直線的
交會處。
風府穴：
後頸髮際線正中直
上約一吋處。
風池穴：
耳後頭枕骨下，髮際
內的凹陷處。
天柱穴：
頸椎兩側，風池穴下
約兩公分處。

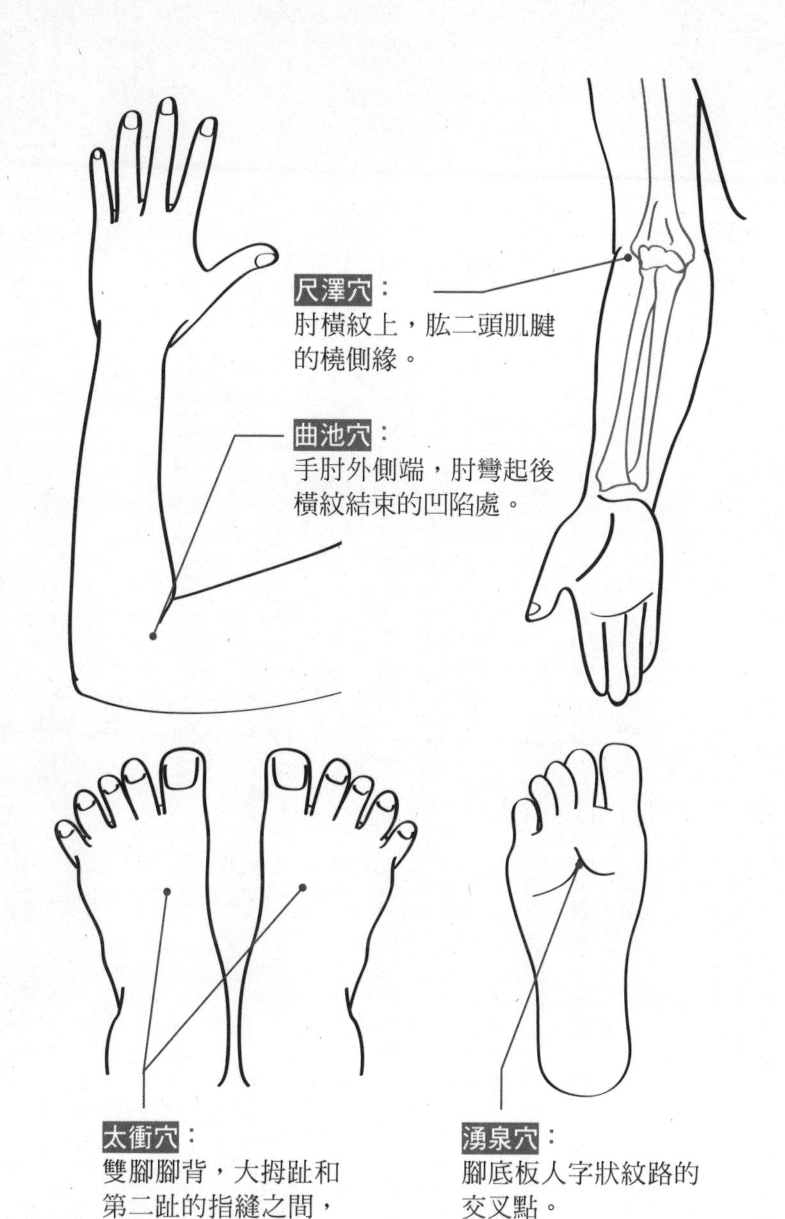
尺澤穴：
肘橫紋上，肱二頭肌腱
的橈側緣。
曲池穴：
手肘外側端，肘彎起後
橫紋結束的凹陷處。
太衝穴：
雙腳腳背，大拇趾和
第二趾的指縫之間，
往內兩寸凹陷處。
湧泉穴：
腳底板人字狀紋路的
交叉點。

痰濕型體質

失智的內隱危機——對症養護建議與經絡疏通自癒

痰濕型的人，通常會有疲倦、肥胖、水腫、口臭、大便黏滯、腹部肥滿等外顯毛病，伴隨高血壓、糖尿病、中風等腦心血管疾病。

若能透過對症穴道的自我療癒手法，促進血液循環與組織代謝，有助調養體質、改善症狀，提升大腦力，進而遠離失智的內隱危機。

25

舌苔厚白、大便黏滯，讓人記憶力變差！

「身體濕氣重，不只瘦不下來，更容易讓人生病！」痰濕型體質的人，外型上看起來較為肥胖，屬於油性肌膚，容易出汗且多汗，也會經常感到渾身黏膩不舒服。

明代醫家秦昌遇《症因脈治．痰證論》提到：「濕痰之因，中氣不足，胃陽不能消化，脾陽不能施布，則水穀停留為痰為飲，而濕痰之症成矣。」根據中醫辨證，認為是脾虛失運，水氣長期滯留體內、無法排出所引起的毛病，又稱作濕邪、濕痰證，應證到清朝內科雜病專著《七松岩集》：「濕痰者，外則體肥，多汗倦怠。」並伴隨嗜睡、頭昏腦脹、健忘等症狀。

小檔案

作用部位：手部、腹部、腿部

體質症狀：舌苔厚白、大便黏滯、口臭、青春痘、腹部肥滿、記憶減退

穴療要點：曲池穴、中脘穴、足三里穴、豐隆穴、承山穴、委中穴

疏通指引：上述穴道擇其二三，按壓五秒、十次為一個循環，並依情況增減

平日透過按揉、拍打、指壓、刮痧除濕穴道，包括：**曲池穴**（手部）、**中脘穴**（腹部）、**足三里穴**、**豐隆穴**、**承山穴**、**委中穴**（腿部），進而調整體質，提升記憶力。

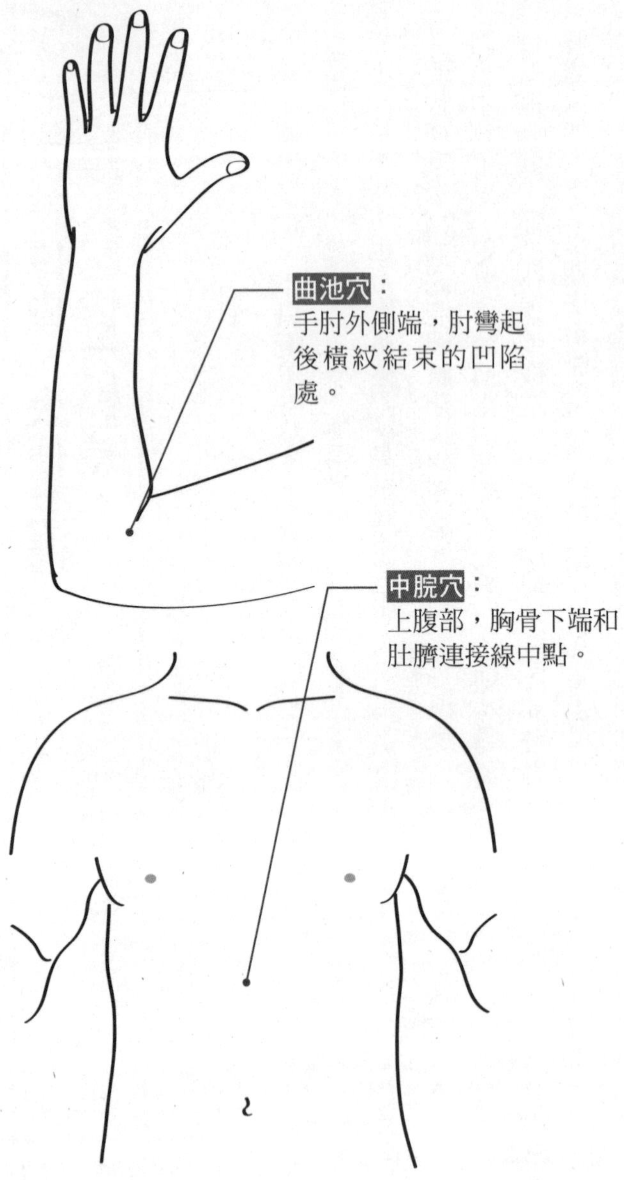

曲池穴：
手肘外側端，肘彎起後橫紋結束的凹陷處。
中脘穴：
上腹部，胸骨下端和肚臍連接線中點。

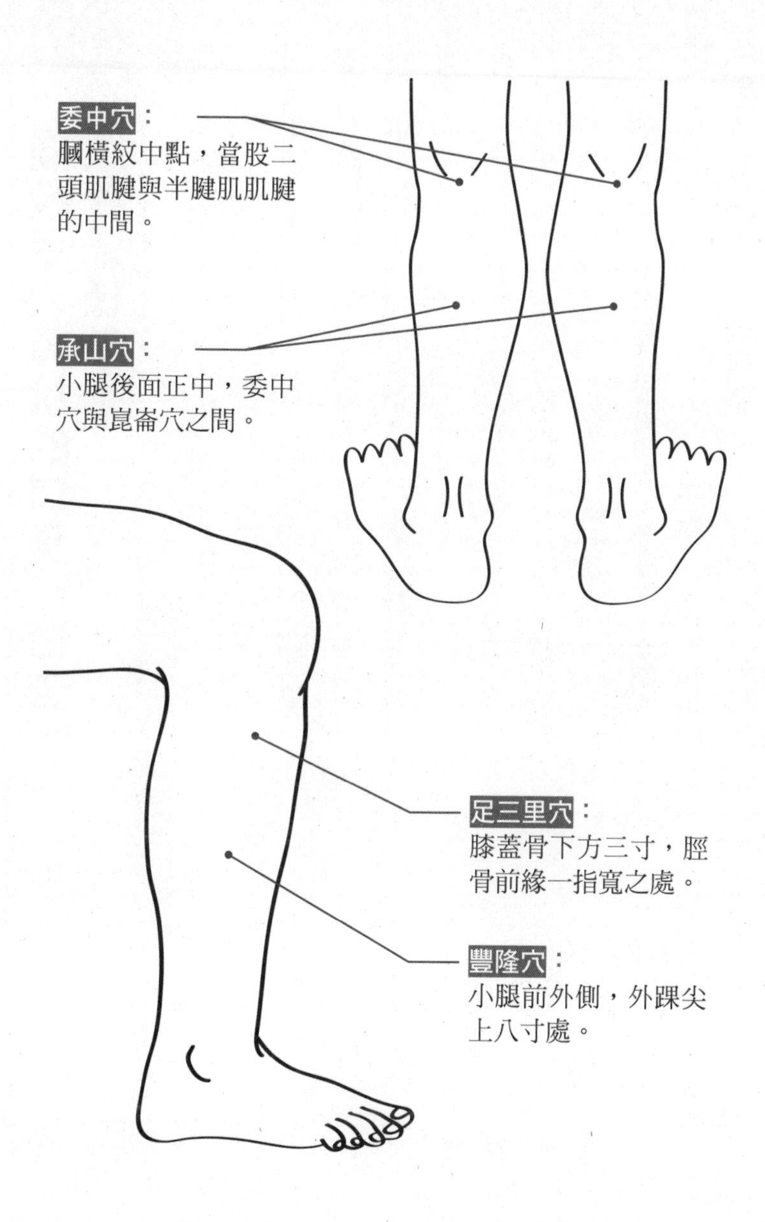
委中穴：
膕橫紋中點，當股二
頭肌腱與半腱肌肌腱
的中間。
承山穴：
小腿後面正中，委中
穴與崑崙穴之間。
足三里穴：
膝蓋骨下方三寸，脛
骨前緣一指寬之處。
豐隆穴：
小腿前外側，外踝尖
上八寸處。

26

擺脫令人尷尬的口臭、口苦，跟著這樣做！

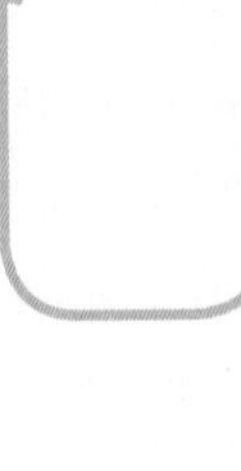

口氣不佳，不只影響好人緣，也是健康的一大隱憂。

痰濕型體質的人常常感到口苦、口中長瘡，而且一旦開口說話就看見他人嫌惡的神情，自己也不太好受，生理與心理層面都深受其苦。

針對中醫辨證，體內累積濕氣、胃熱上蒸形成「痰」，導致口氣汙濁，日常中要留意飲食與正常作息，食用清熱利濕、健脾養胃的蕎麥、紅薯、荸薺、薏仁等。

平日亦可按摩位於腹部的**滑肉門穴**、**天樞穴**、**章門穴**、**俠溪穴**，幫助疏肝理氣。針對肥胖、水腫，可按壓腿足部的**足三里穴**、**陰陵泉穴**、**湧泉穴**。

小檔案

作用部位：腹部、腿足部

體質症狀：口臭、口苦、水腫、肥胖、代謝失常、暈眩、失眠、健忘

穴療要點：滑肉門穴、天樞穴、章門穴、俠溪穴、足三里穴、陰陵泉穴、湧泉穴

疏通指引：上述穴道擇其二三，按壓五秒、十次為一個循環，並依情況增減

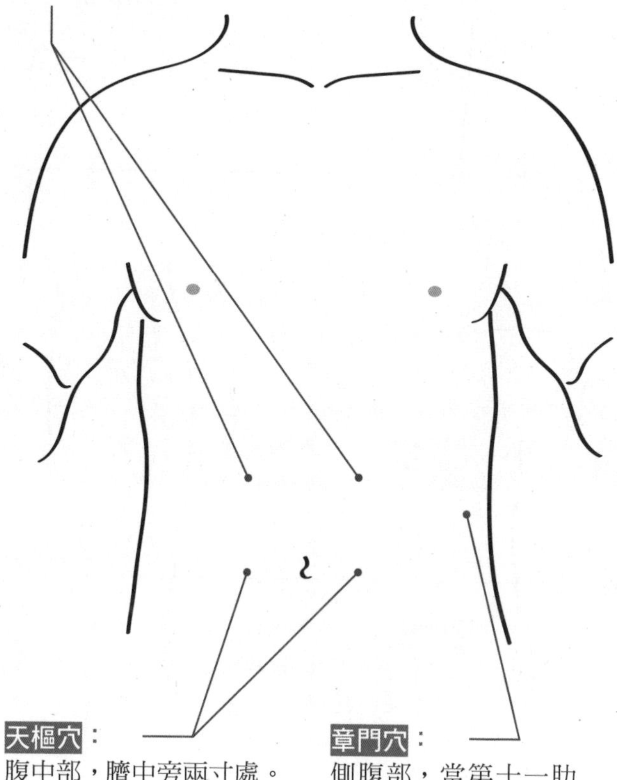
滑肉門穴：
上腹，臍中上一寸（水分）旁開兩寸處。
天樞穴：
腹中部，臍中旁兩寸處。
章門穴：
側腹部，當第十一肋骨游離端的下方。

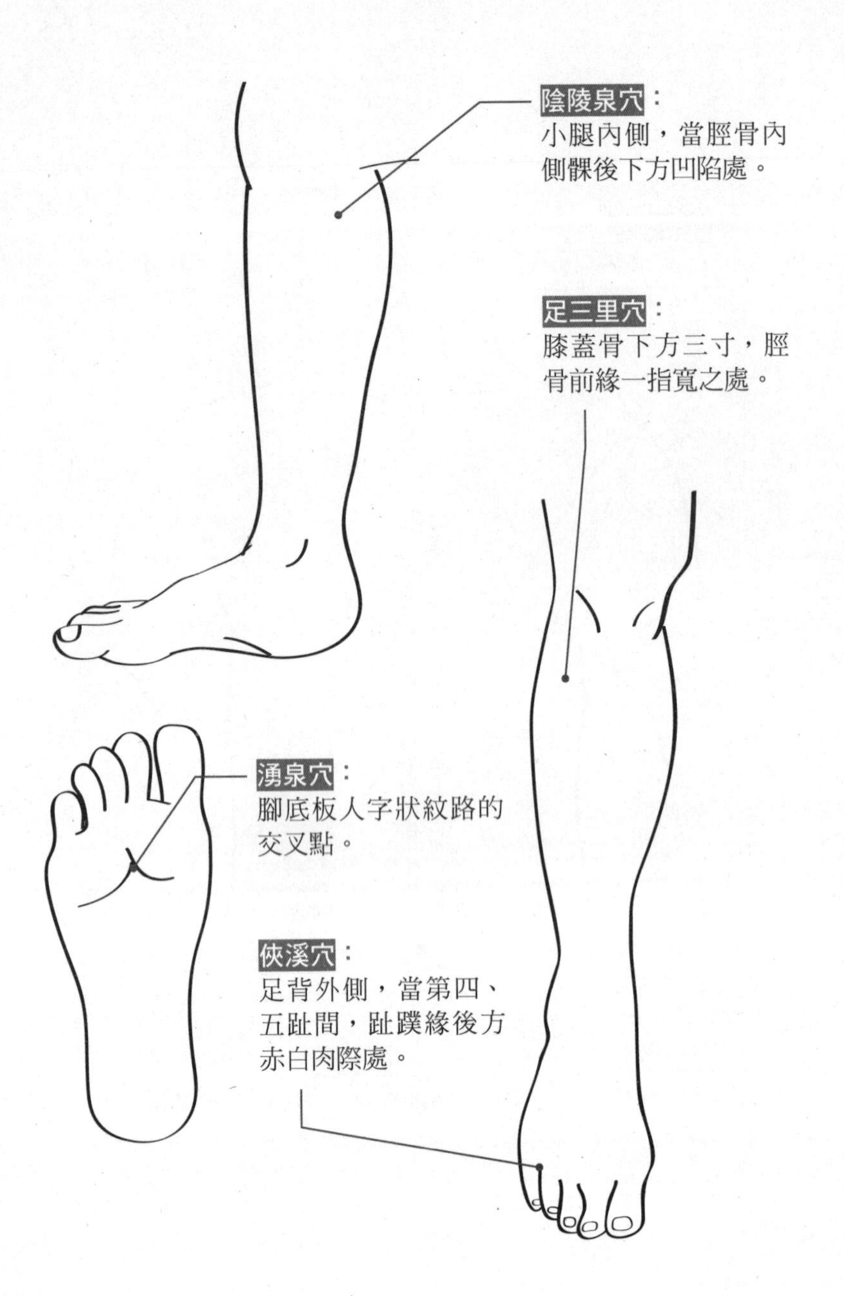
陰陵泉穴：
小腿內側，當脛骨內
側髁後下方凹陷處。
足三里穴：
膝蓋骨下方三寸，脛
骨前緣一指寬之處。
湧泉穴：
腳底板人字狀紋路的
交叉點。
俠溪穴：
足背外側，當第四、
五趾間，趾蹼緣後方
赤白肉際處。

27 惱人五十肩，日常保健舒緩！

「肩不舉」，都是因為肩膀疼痛而造成無法順利移動或上舉的病兆。針對肩膀的痠、腫、熱、痛、麻，平日可以透過按壓以下穴道，加以緩解，然而若是過度疼痛的情形，仍要緊急就醫診治。

肩髃穴為手陽明大腸經，按揉此穴道有助清泄熱火、疏通經絡風濕問題；**肩髎穴**隸屬手少陽三焦經，能緩解五十肩的疼痛、肩重不舉情形；位於肩頸部的**中府穴**屬於手太陰肺經，是脾肺合氣之處，又稱「膺俞」，能夠清泄胸中的熱邪，緩解胸痛、咳嗽等問題；肩背部的**肩井穴**、**肩貞穴**，亦能改善肩背疼痛、肩膀不舉。

小檔案

作用部位：肩頸部、肩背部

體質症狀：肩周炎、肩膀痠痛、頸部僵硬

穴療要點：肩髃穴、肩髎穴、中府穴、肩井穴、肩貞穴

疏通指引：上述穴道擇其二三，按壓五秒、十次為一個循環，並依情況增減

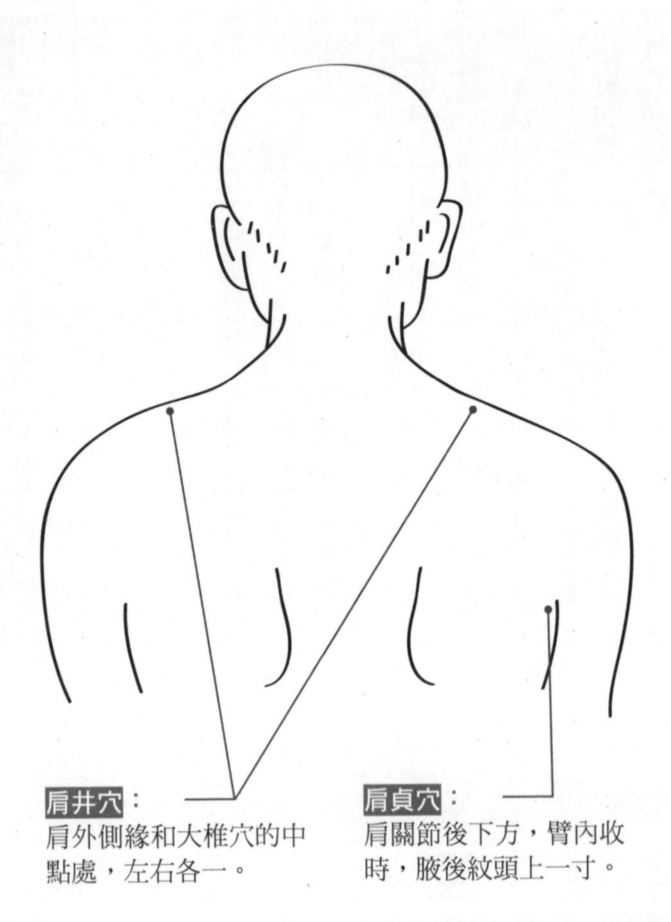
肩井穴：
肩外側緣和大椎穴的中點處，左右各一。
肩貞穴：
肩關節後下方，臂內收時，腋後紋頭上一寸。

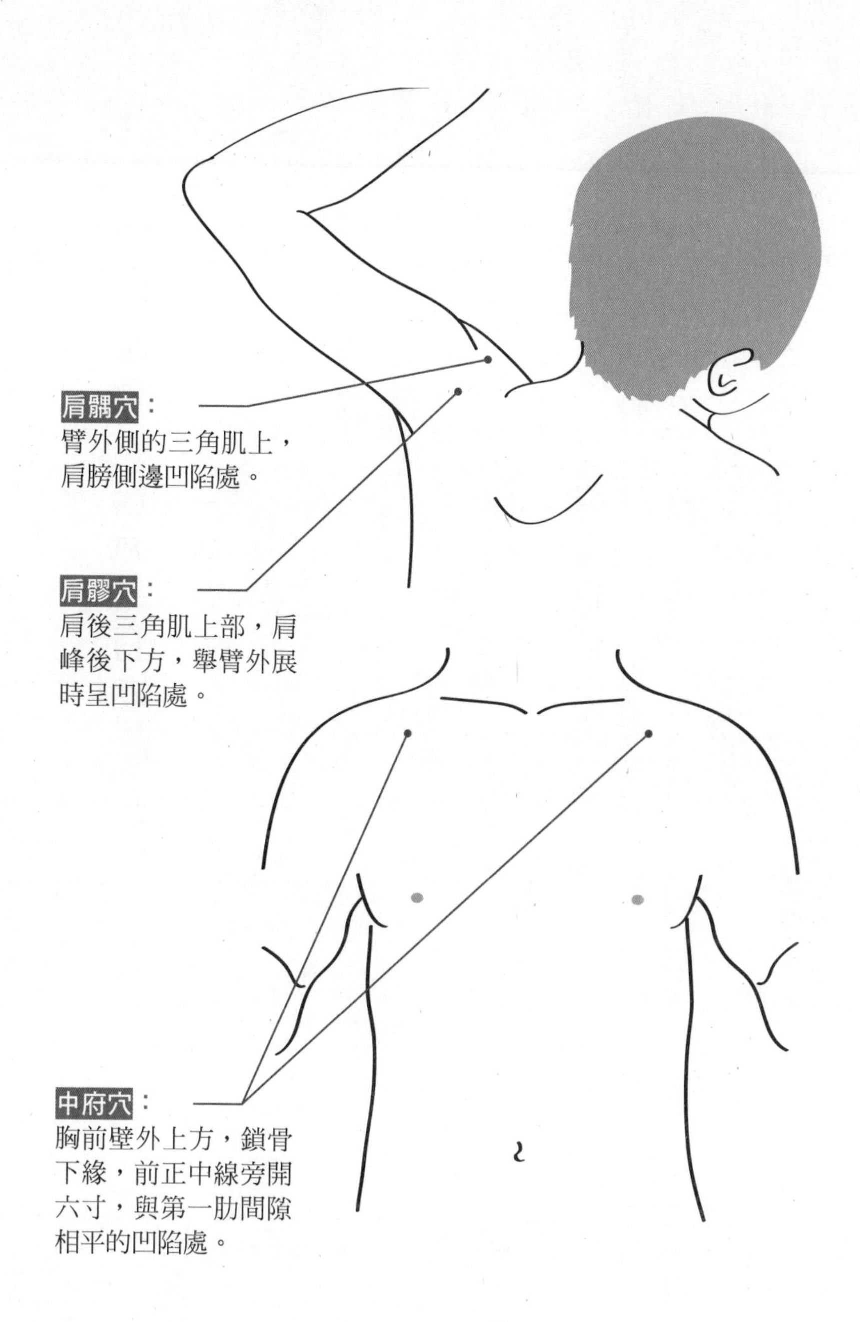
肩髃穴：
臂外側的三角肌上，
肩膀側邊凹陷處。
肩髎穴：
肩後三角肌上部，肩
峰後下方，舉臂外展
時呈凹陷處。
中府穴：
胸前壁外上方，鎖骨
下緣，前正中線旁開
六寸，與第一肋間隙
相平的凹陷處。

28

血糖飆高，通氣血有助降三高！

當身體中的血糖長期處於不穩定且高於標準值的狀態，就會形成糖尿病，出現「三多一少」，即多吃、多喝、多尿，以及體重減輕的症狀。距今千年的《黃帝內經》就有最早糖尿病的記載：「甘美肥胖，易患消渴。」中醫辨證為「消渴」的病名由此而來。

因為體內久鬱化火，造成痰濕型體質的人積熱傷津，阻塞臟腑器官運作而致病。此時，平日可以透過穴道自療法，按摩**承漿穴**（頭部）、**合谷穴**、**陽池穴**、**降糖穴**（手部）、**章門穴**（腹部）、**胰俞穴**（背部），以及**地機穴**（腿部），幫助疏通氣血，恢復胰臟等臟器的正常運作。

小檔案

作用部位：頭部、手部、腹部、背部、腿部
體質症狀：心悸、易喘、肥胖、高血糖、糖尿病、高血壓、高血脂、心肌梗塞等病變
穴療要點：承漿穴、合谷穴、陽池穴、降糖穴、章門穴、胰俞穴、地機穴
疏通指引：上述穴道擇其二三，按壓五秒、十次為一個循環，並依情況增減

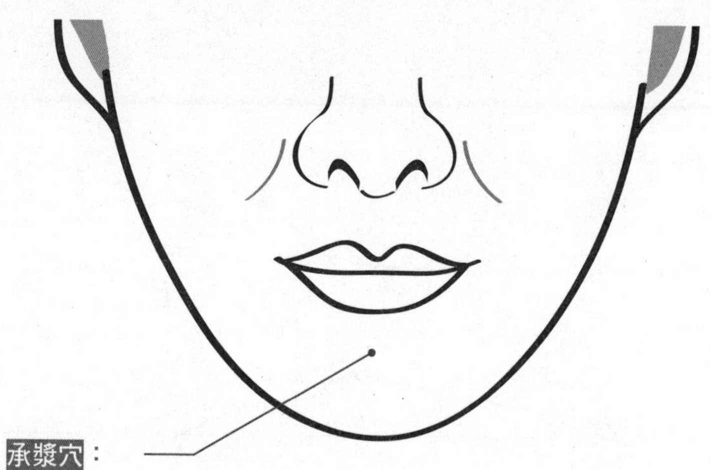

承漿穴：
頦唇溝的正中凹陷處。

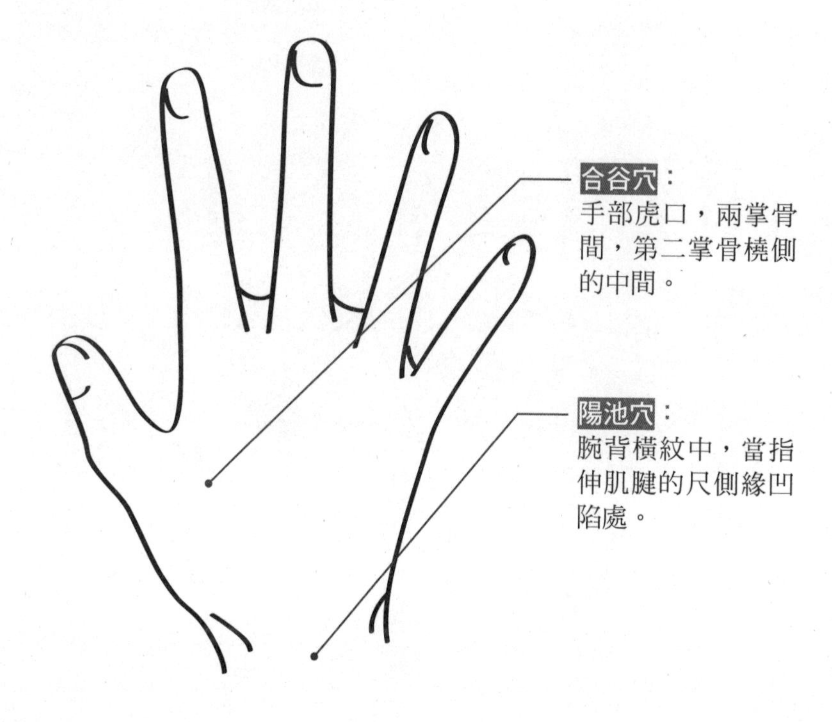

合谷穴：
手部虎口，兩掌骨間，第二掌骨橈側的中間。

陽池穴：
腕背橫紋中，當指伸肌腱的尺側緣凹陷處。

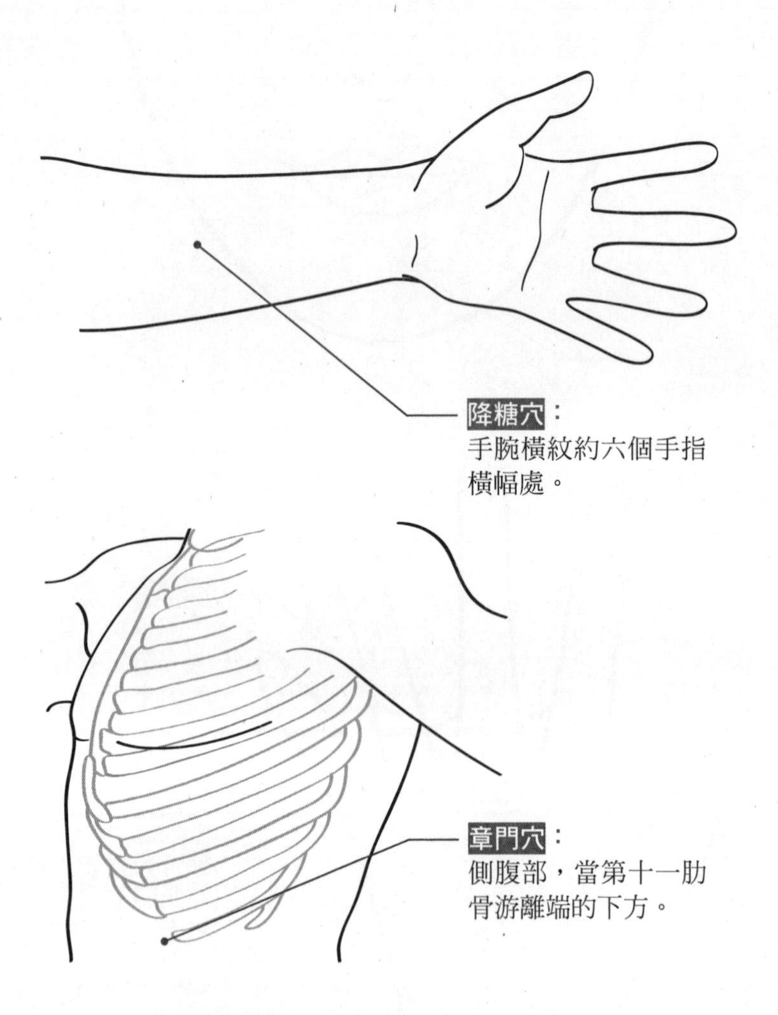
降糖穴：
手腕橫紋約六個手指
橫幅處。
章門穴：
側腹部，當第十一肋
骨游離端的下方。

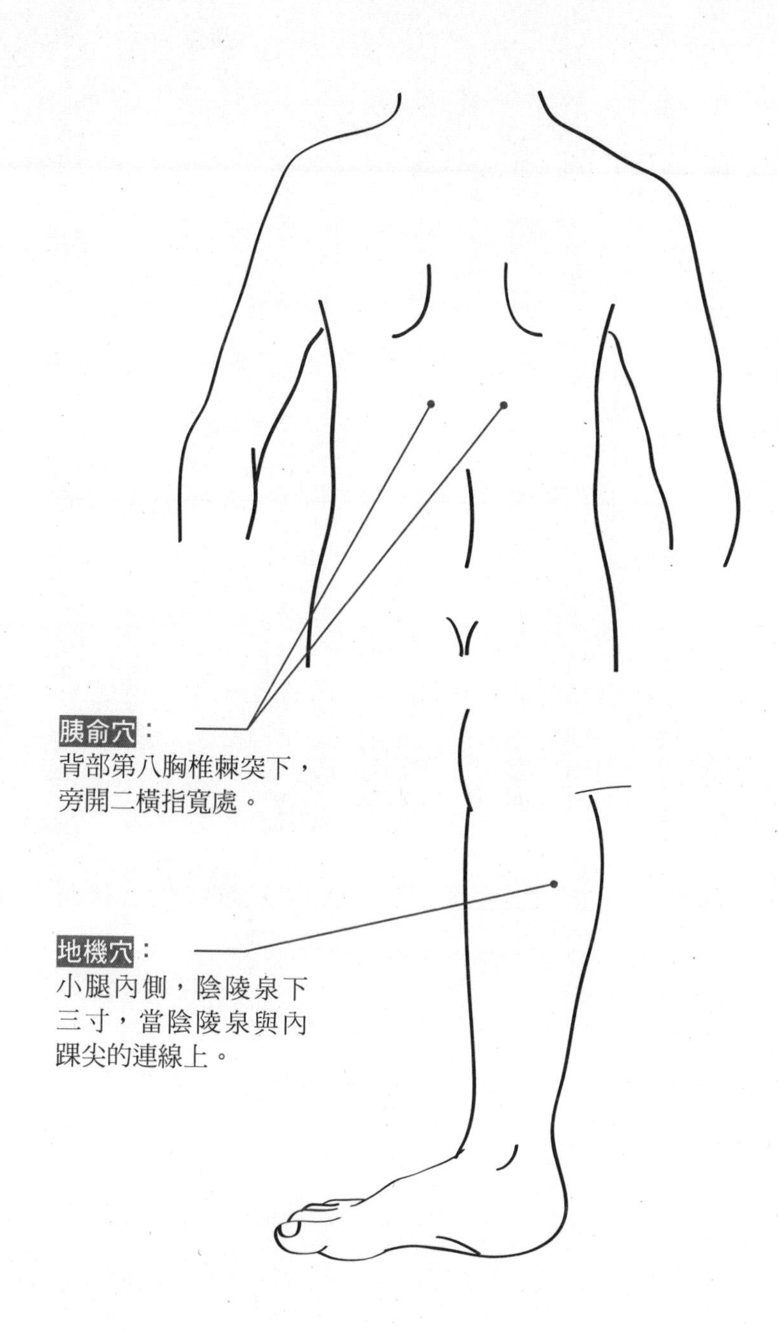
胰俞穴：
背部第八胸椎棘突下，
旁開二橫指寬處。
地機穴：
小腿內側，陰陵泉下
三寸，當陰陵泉與內
踝尖的連線上。

29 關鍵救命穴道，遠離中風危機！

世界衛生組織是這麼定義中風：「二十四小時以上腦神經功能缺損，或在二十四小時內死亡。」一種為血管阻塞造成的缺血性腦中風，另一種是出血造成的出血性腦中風。其中，三高（高血壓、高血脂、高血糖）和心臟病都是中風的高危險因子。

上古醫典《黃帝內經．靈樞》提及：「其有三虛而偏於邪風，則為擊仆偏枯矣」，則是中風最早的記載。

此時，提供關鍵救命穴道，用於預防中風危機，包括：頭部的**風池穴**；手部的**內關穴**、**勞宮穴**、**手神門穴**、**十宣穴**；腿部則有**懸鐘穴**。

小檔案

作用部位：頭部、手部、腿部
體質症狀：急喘、頭暈、心搏過速、呼吸不順、中風、心肌梗塞等病變
穴療要點：風池穴、內關穴、勞宮穴、手神門穴、十宣穴、懸鐘穴
疏通指引：上述穴道擇其二三，按壓五秒、十次為一個循環，並依情況增減

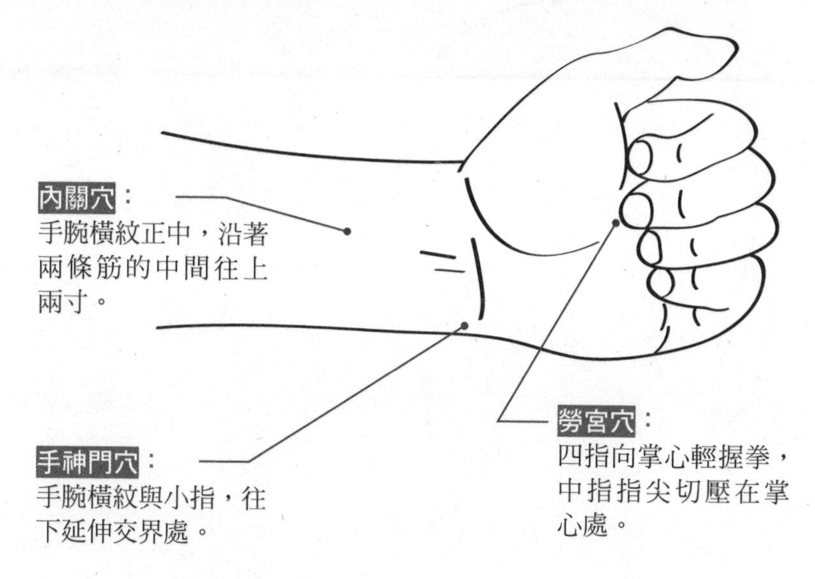
內關穴：
手腕橫紋正中，沿著兩條筋的中間往上兩寸。
手神門穴：
手腕橫紋與小指，往下延伸交界處。
勞宮穴：
四指向掌心輕握拳，中指指尖切壓在掌心處。

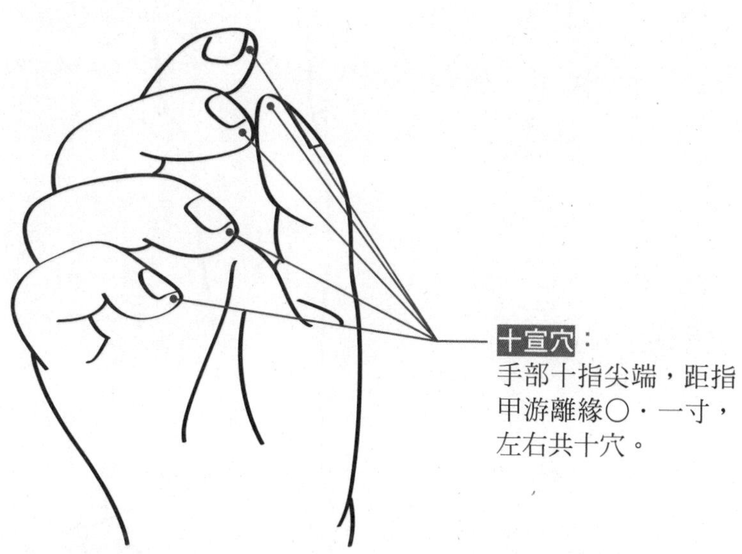
十宣穴：
手部十指尖端，距指甲游離緣〇．一寸，左右共十穴。

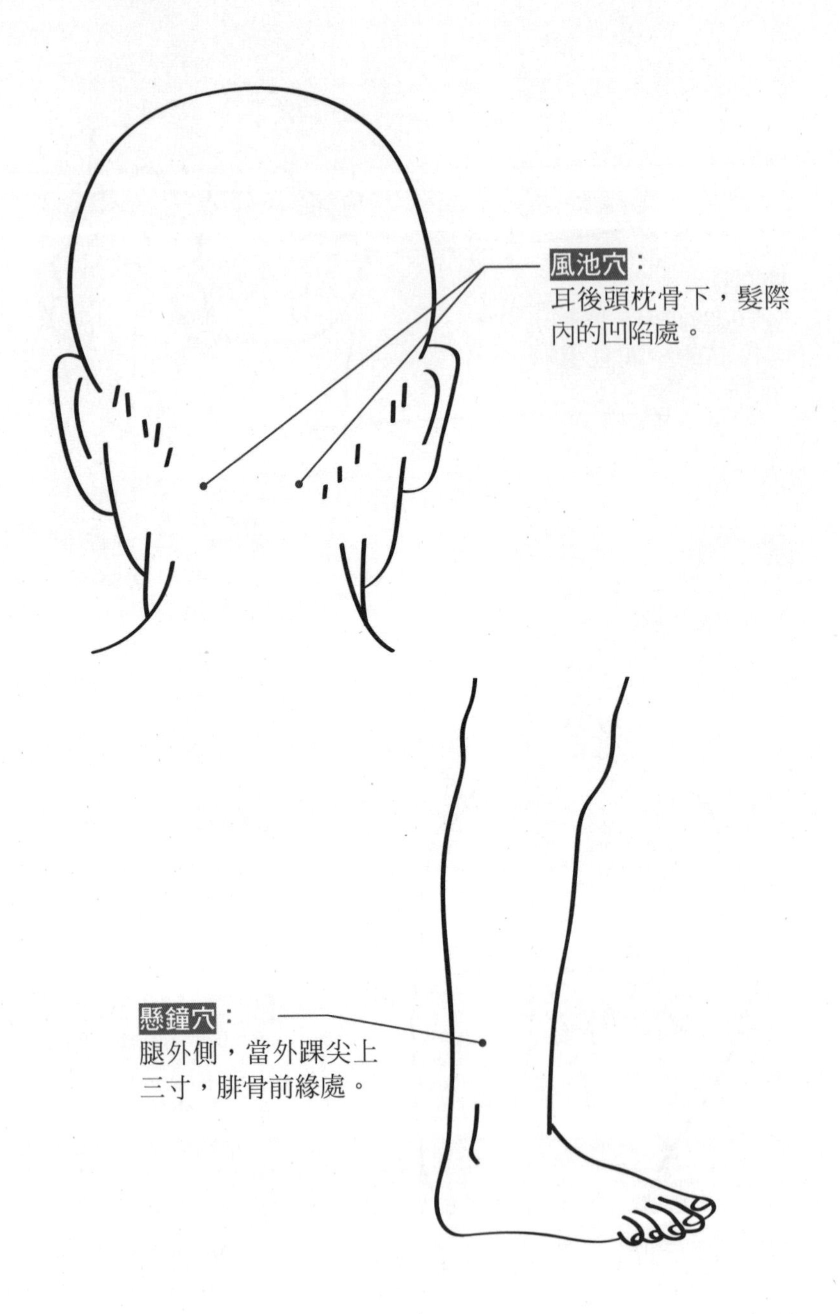
風池穴：
耳後頭枕骨下，髮際
內的凹陷處。
懸鐘穴：
腿外側，當外踝尖上
三寸，腓骨前緣處。

濕熱型體質

失智的內隱危機——
對症養護建議與經絡疏通自癒

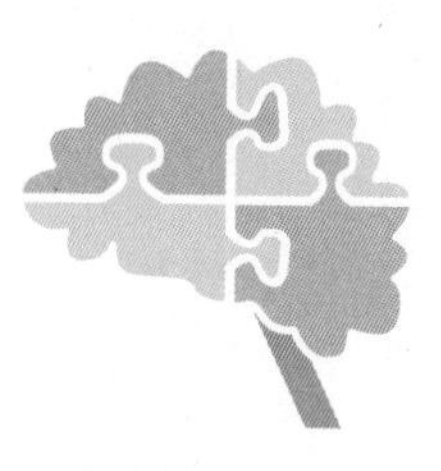

濕熱型的人，通常臉部容易出油、痤瘡、口苦、舌苔黃膩、體臭、肥胖、嘴破、便秘、口瘡、風濕等外顯毛病，女性朋友則容易感染尿道炎、白帶等症狀。

若能透過對症穴道的自我療癒手法，改善濕熱內蘊的情況，有助調養體質，恢復一身的神清氣爽，進而遠離失智的內隱危機。

30

改善膚質，變身素肌美人

甫上高中的美真因功課加重，平日上課之外，下課還有晚自習，心情變得煩躁又容易緊張，三餐食慾不佳的她，倒是愛吃零食、炸雞等高熱量食物，匆匆回到家後，還會吃個小點心，為夜裡熬夜看書補充體力，父母親看在眼裡，滿是不捨，也就不好多加指責。但最近她的皮膚一下子長了許多青春痘，滿臉膿皰，還伴有濃厚的體味，讓她相當煩惱，也影響到學習心情。

根據中醫辨證，濕是「陰邪」，熱是「陽邪」，兩邪相互牽纏，在體內停留時間越長，將越加重病勢，致使痤瘡、體味、口臭、便秘、白帶等。

小檔案

作用部位：頭部、手部
體質症狀：青春痘、痤瘡、面垢油光、體臭
穴療要點：巨髎穴、手神門穴、合谷穴、曲池穴、三陰交穴
疏通指引：上述穴道擇其二三，按壓五秒、十次為一個循環，並依情況增減

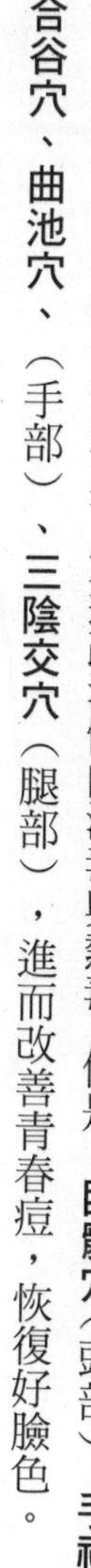

此時，可以透過按壓以下穴道疏泄體內濕毒與熱毒，像是：**巨髎穴**（頭部）、**手神門穴**、**合谷穴**、**曲池穴**、（手部）、**三陰交穴**（腿部），進而改善青春痘，恢復好臉色。

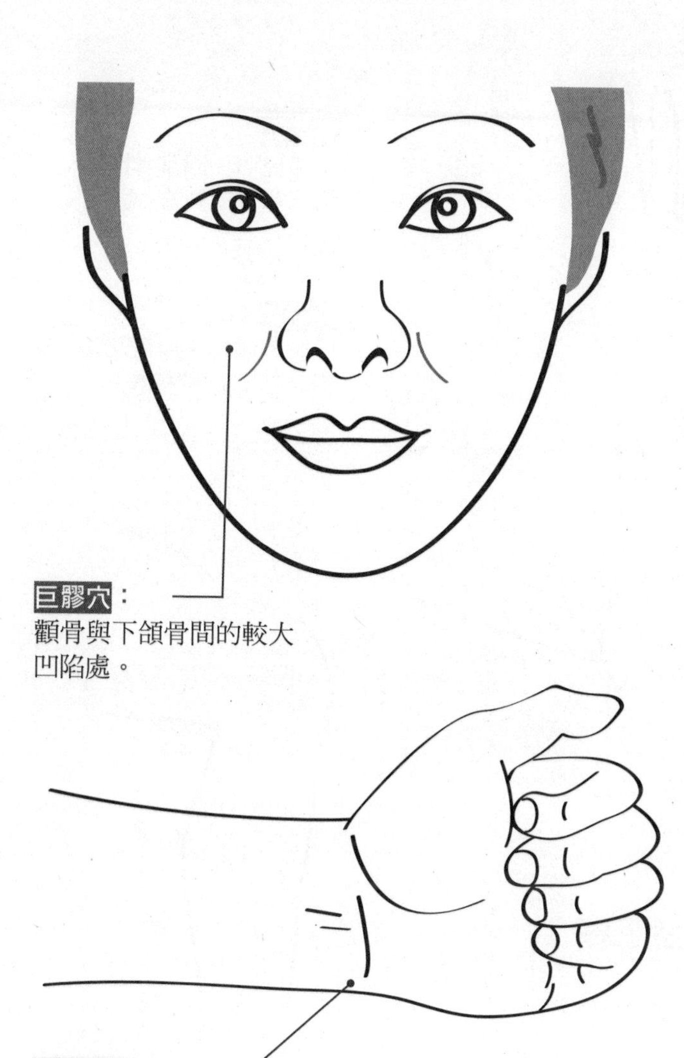

巨髎穴：
顴骨與下頜骨間的較大凹陷處。
手神門穴：
手腕橫紋與小指，往下延伸交界處。

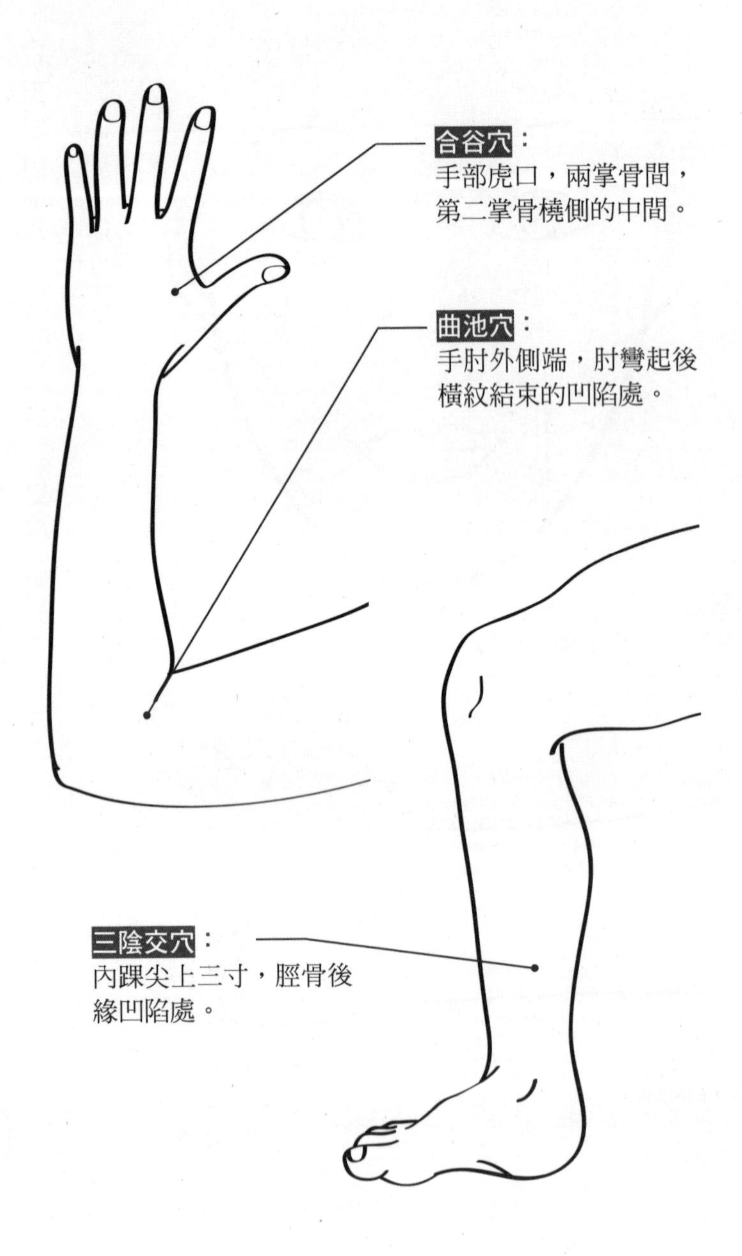
合谷穴：
手部虎口，兩掌骨間，
第二掌骨橈側的中間。
曲池穴：
手肘外側端，肘彎起後
橫紋結束的凹陷處。
三陰交穴：
內踝尖上三寸，脛骨後
緣凹陷處。

31

尿尿灼熱、刺痛，一招改善尿道炎

《黃帝．內經素問》記載：「熱至，則身熱吐下霍亂，癰疽瘡瘍，瞀鬱注下，瞤瘛腫脹，嘔，鼽衄頭痛，骨節變，肉痛，血溢血泄，淋閟之病生矣。」因濕熱導致的疾病，就有頭暈、頭痛、流鼻涕、皮膚發膿、眼目腫脹、風濕病等，其中的「淋閟」指的就是尿道炎，根據臨床特徵，又可分為熱淋、血淋、勞淋、氣淋等。

因體內濕熱鬱積，造成尿道與身體慢性發炎，平日可以適當按摩、指揉以下五個穴道——**水道穴**、**石門穴**（腹部）、**大鐘穴**、**水泉穴**、**行間穴**（足部），幫助健脾益腎，改善氣血循環、小便不利和尿道炎等問題。

小檔案

作用部位：腹部、足部

體質症狀：口臭、體熱、腰痛、小便熱痛、尿道炎、膀胱炎、腎盂腎炎

穴療要點：水道穴、石門穴、大鐘穴、水泉穴、行間穴

疏通指引：上述穴道擇其二三，按壓五秒、十次為一個循環，並依情況增減

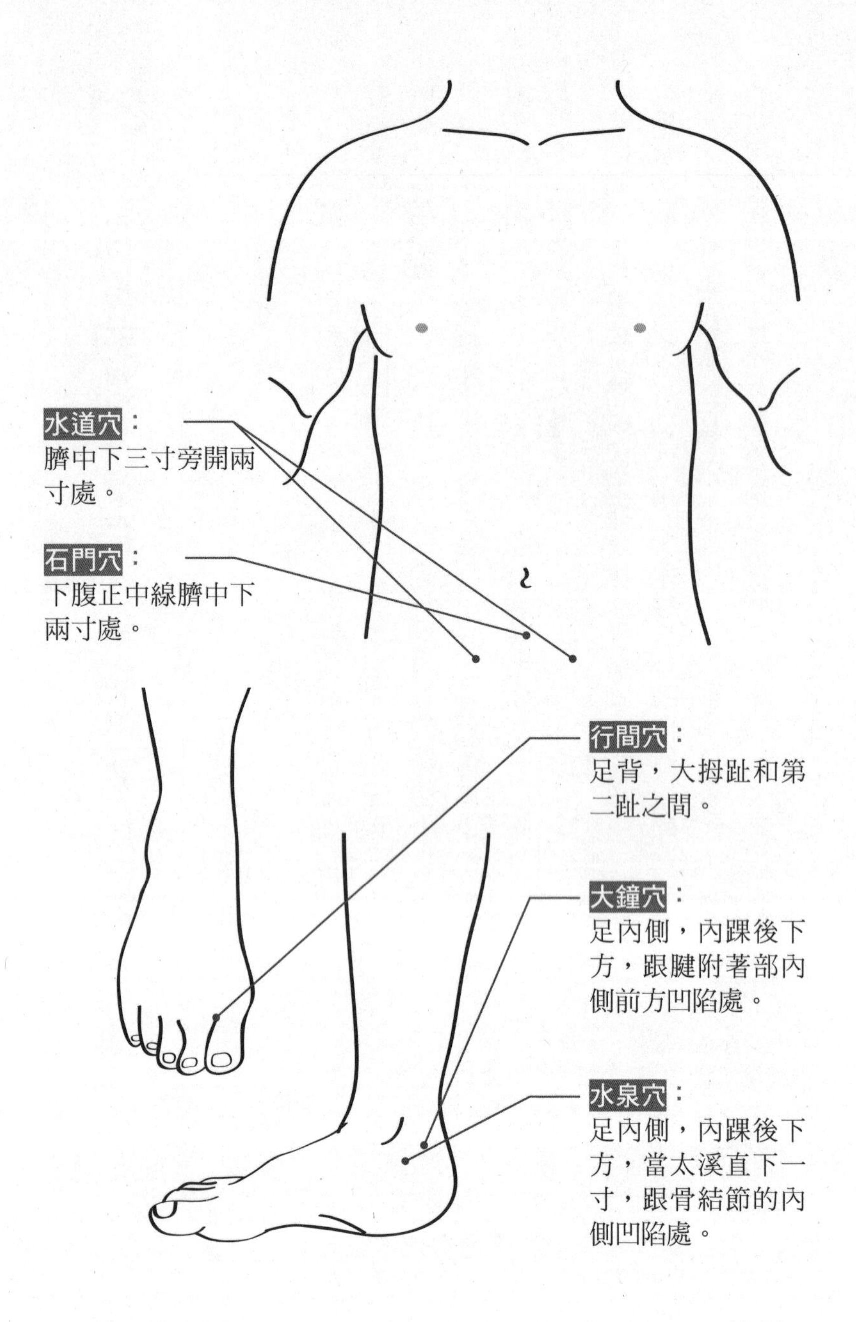
水道穴：
臍中下三寸旁開兩
寸處。
石門穴：
下腹正中線臍中下
兩寸處。
行間穴：
足背，大拇趾和第
二趾之間。
大鐘穴：
足內側，內踝後下
方，跟腱附著部內
側前方凹陷處。
水泉穴：
足內側，內踝後下
方，當太溪直下一
寸，跟骨結節的內
側凹陷處。

32

濕氣過重引發腸胃炎，中醫除濕有妙方

中醫認為：「濕為萬病之源。」夏季天氣悶熱又潮濕多雨，當濕熱內蘊，無法有效排出，而鬱積形成濕邪、熱邪，自然造成了體質偏差。人體便會透過長痘、生瘡、起紅疹、便秘、口臭、胃痛、腸炎等症狀，發送求救訊息！

此時，若是我們依然置之不理，將會導致情況越來越加嚴重，《黃帝內經．素問》指出「諸濕腫滿，皆屬於脾」，因此首當其衝的會是消化系統。當脾胃運化失序，腸胃道就跟著一起混亂，此時若能透過按摩以下五穴道——**合谷穴**、**內關穴**、**曲池穴**（手部）、**中脘穴**（腹部）、**足三里穴**（腿部），有助排熱祛濕，舒緩腸胃道不適症狀。

小檔案

作用部位：手部、腹部、腿部

體質症狀：口臭、小便短赤、舌紅苔黃、腹瀉、肚子疼痛、全身發熱

穴療要點：合谷穴、內關穴、曲池穴、中脘穴、足三里穴

疏通指引：上述穴道擇其二三，按壓五秒、十次為一個循環，並依情況增減

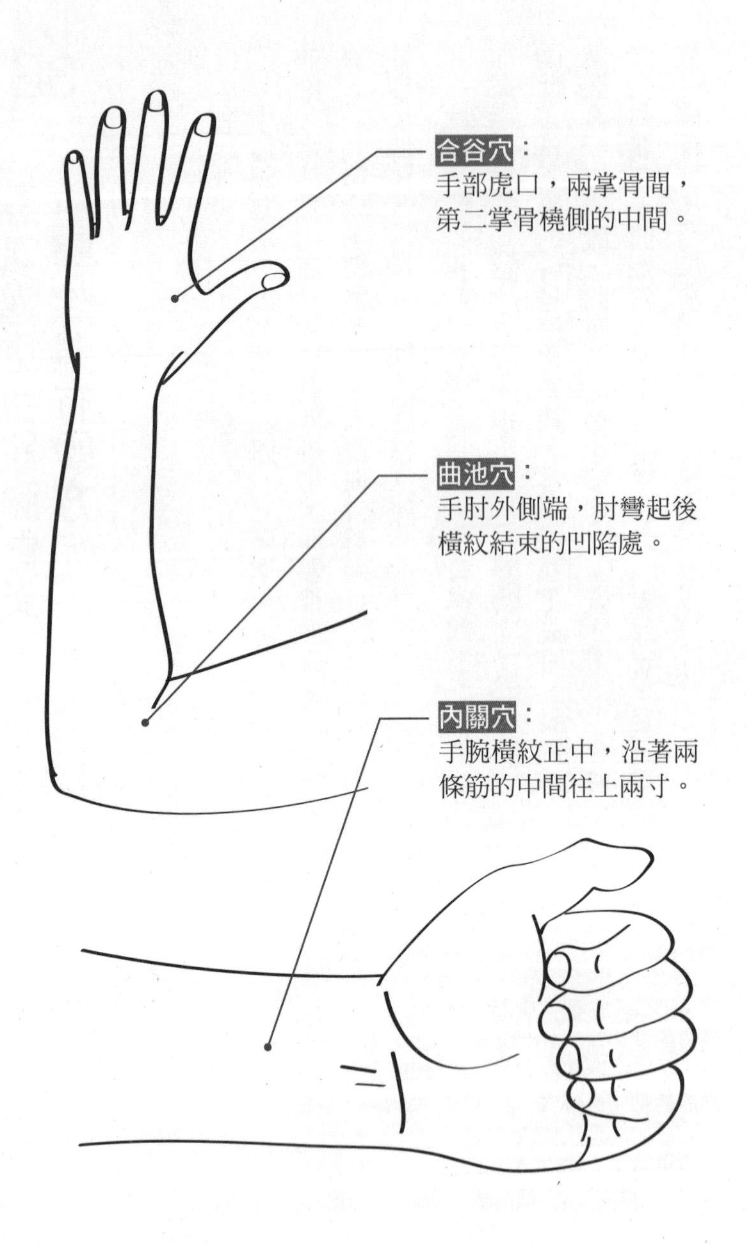
合谷穴：
手部虎口，兩掌骨間，
第二掌骨橈側的中間。
曲池穴：
手肘外側端，肘彎起後
橫紋結束的凹陷處。
內關穴：
手腕橫紋正中，沿著兩
條筋的中間往上兩寸。

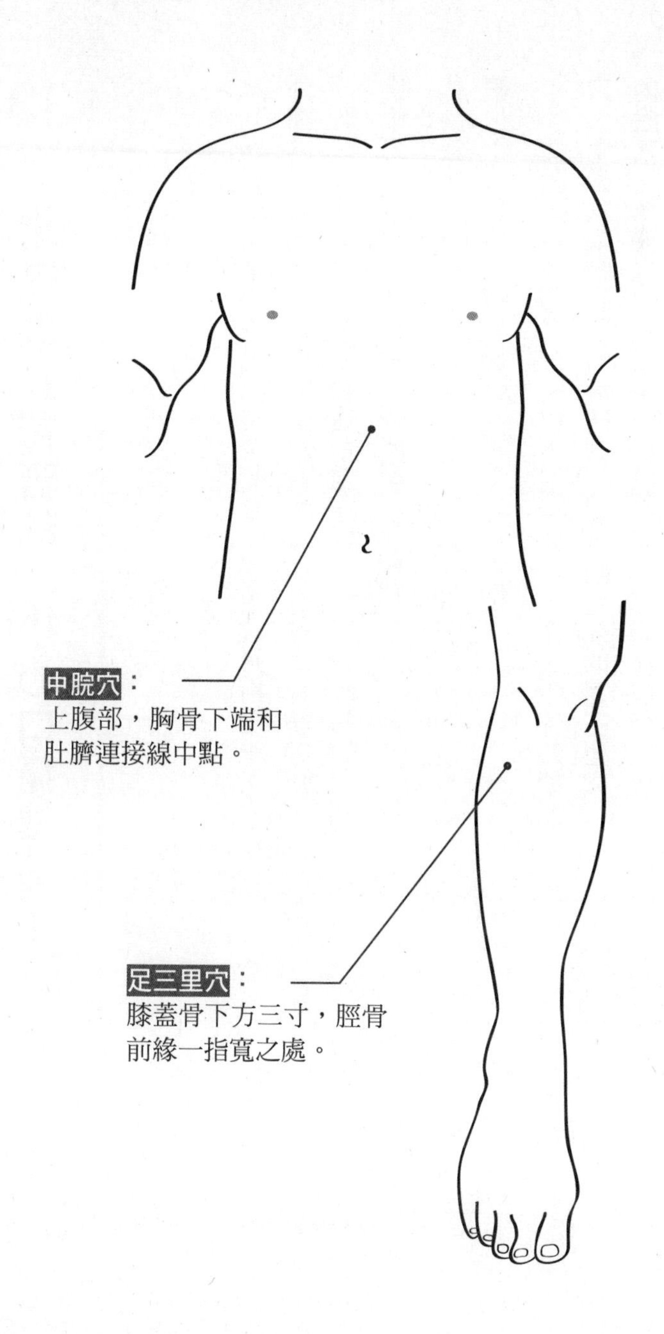
中脘穴：
上腹部，胸骨下端和
肚臍連接線中點。
足三里穴：
膝蓋骨下方三寸，脛骨
前緣一指寬之處。

33 嘴巴老是苦苦的，小心口瘡潰瘍！

「怎麼老是覺得嘴巴苦苦的？」遇上八月梅雨季，室外潮濕又悶熱，身為保險業務員的嘉銘，經常拜訪客戶，一下子進到室內，感受到強勁的冷氣，卻使身體內的濕邪出不來，導致濕熱內蘊，形成濕熱型體質。

後來，嘉銘就發現自己患有口瘡，嘴巴感到苦澀，身體也十分黏膩、帶有異味，讓他十分困擾。

此時，可以透過按壓以下對症穴道，像是手部的**關衝穴**、**中衝穴**；胸腹部的**章門穴**，以及腿足部的**足三里穴**、**內庭穴**、**俠溪穴**，一來疏泄肝膽火氣，二來排濕降燥，改善口乾、口苦、體熱、心煩等症狀。

小檔案

作用部位：手部、胸腹部、腿足部

體質症狀：口苦、嘴破、口瘡、口腔炎、體熱、口腔水泡、潰瘍

穴療要點：關衝穴、中衝穴、章門穴、足三里穴、內庭穴、俠溪穴

疏通指引：上述穴道擇其二三，按壓五秒、十次為一個循環，並依情況增減

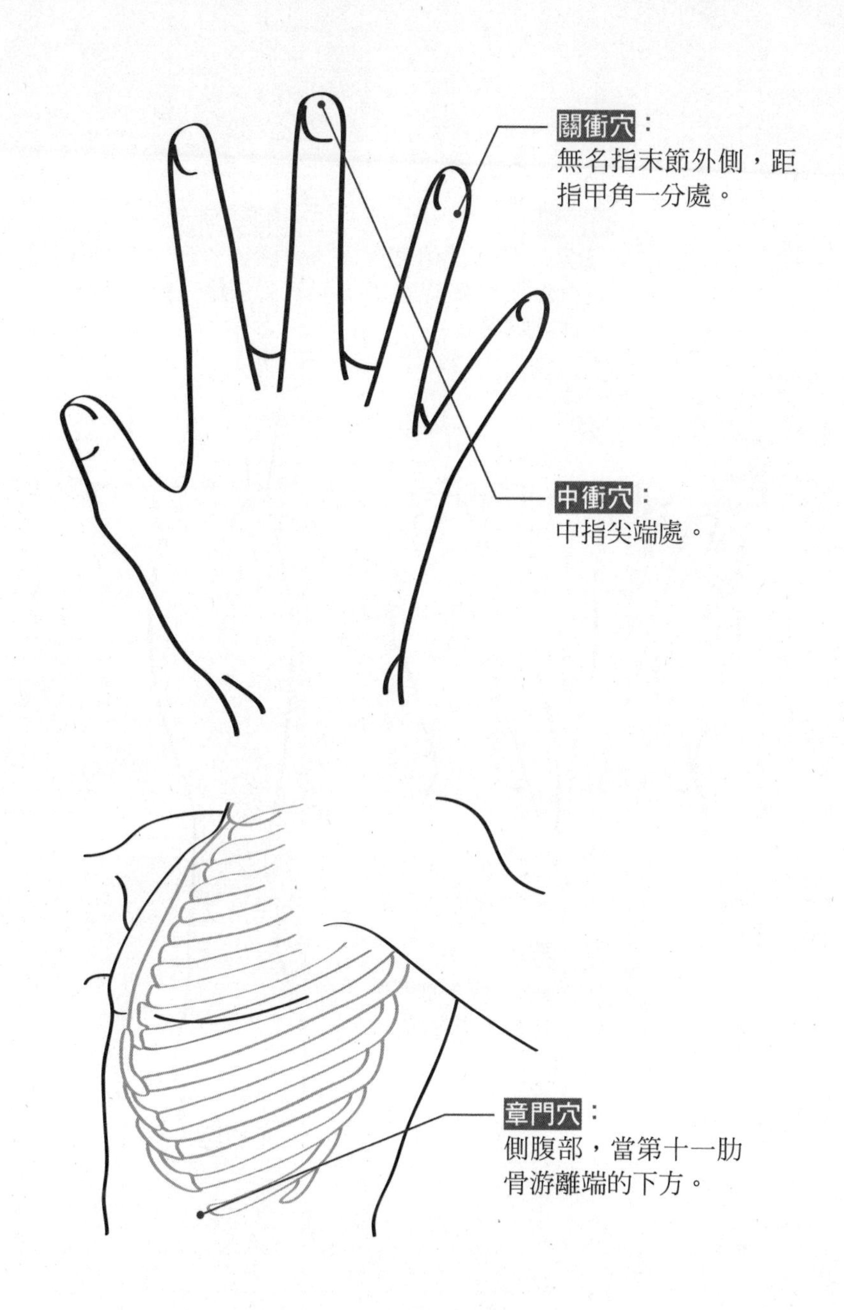
關衝穴：
無名指末節外側，距
指甲角一分處。
中衝穴：
中指尖端處。
章門穴：
側腹部，當第十一肋
骨游離端的下方。

俠溪穴：
足背外側，當第四、五趾間，趾蹼緣後方赤白肉際處。

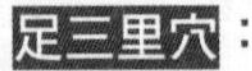

：
膝蓋骨下方三寸，脛骨前緣一指寬之處。

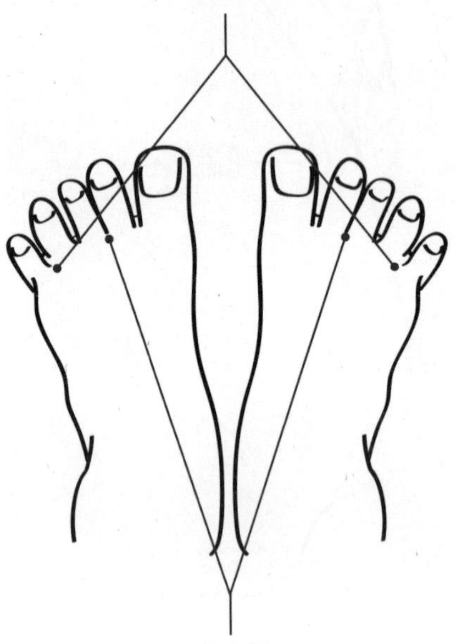

內庭穴：
足背第二或三趾間，趾蹼緣後方凹陷處。

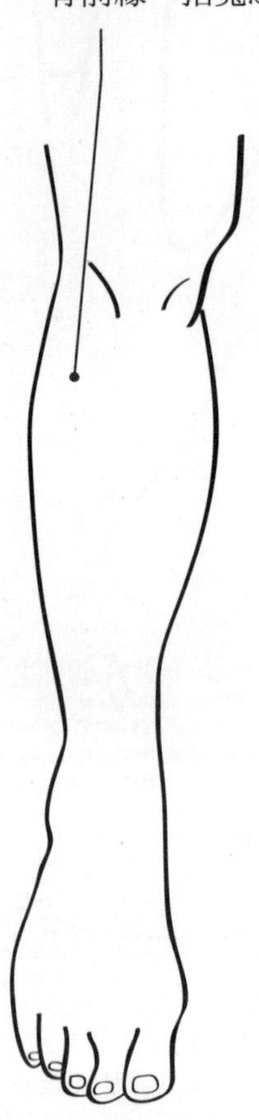

34

白帶、下腹部搔癢難耐，改善女性難以啟齒的秘密！

一般而言，女性陰道會自然分泌少量黏液，作為排毒自淨的效用，然而，若是黏液增多，就要特別留意。

清代中醫婦科名家傅山《傅青主女科》指出「帶下俱是濕症」，由於濕熱體質的濕邪入侵，濁氣往下流竄，所引發的白帶黏稠、陰部搔癢，情緒上也會變得心煩、易怒，精神難以集中，容易失眠、健忘，此時就要從源頭的體質來加以調理，才能一勞永逸。

平日女性養生可透過按摩、指壓以下配穴——**陰交穴**、**氣海穴**、**氣衝穴**（腹部）、**曲泉穴**、**三陰交穴**、**太衝穴**（腿足部），去濕除邪氣，讓女性朋友重返一身輕鬆。

小檔案

作用部位：腹部、腿足部

體質症狀：耳鳴、易怒、心煩、白帶、陰部搔癢、陰部異味

穴療要點：陰交穴、氣海穴、氣衝穴、曲泉穴、三陰交穴、太衝穴

疏通指引：上述穴道擇其二三，按壓五秒、十次為一個循環，並依情況增減

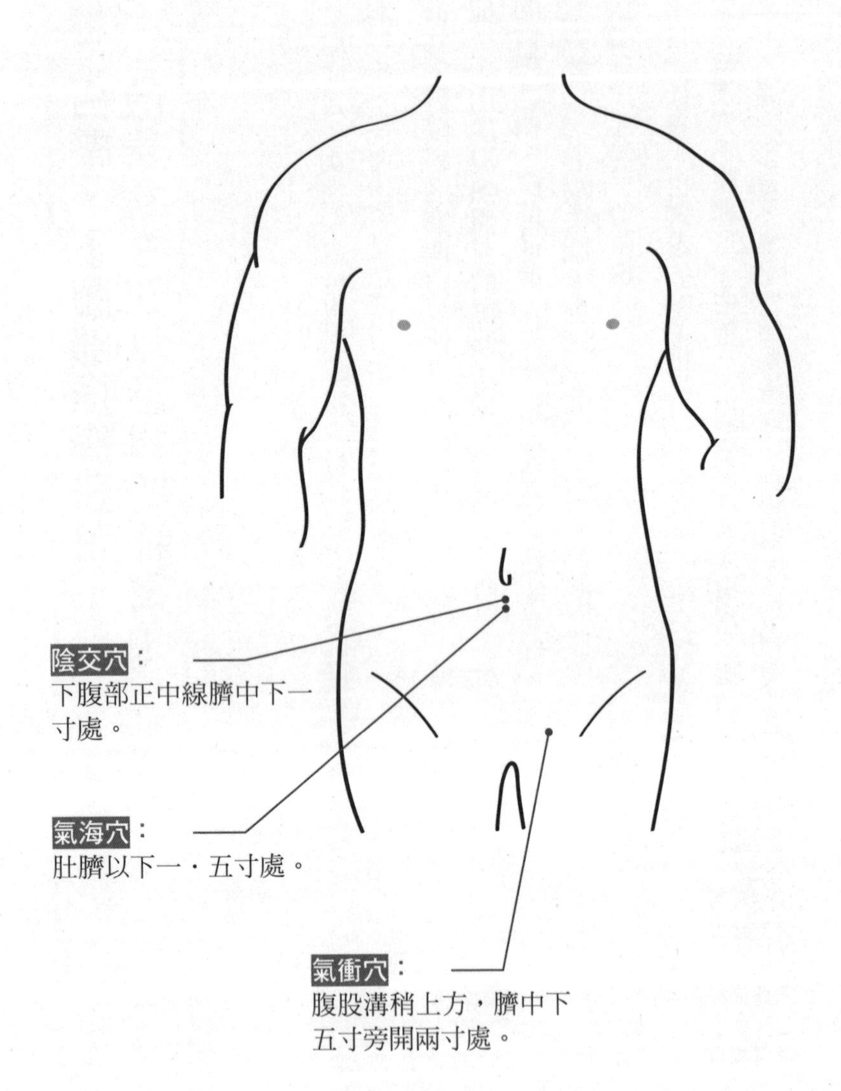
陰交穴：
下腹部正中線臍中下一
寸處。
氣海穴：
肚臍以下一・五寸處。
氣衝穴：
腹股溝稍上方，臍中下
五寸旁開兩寸處。

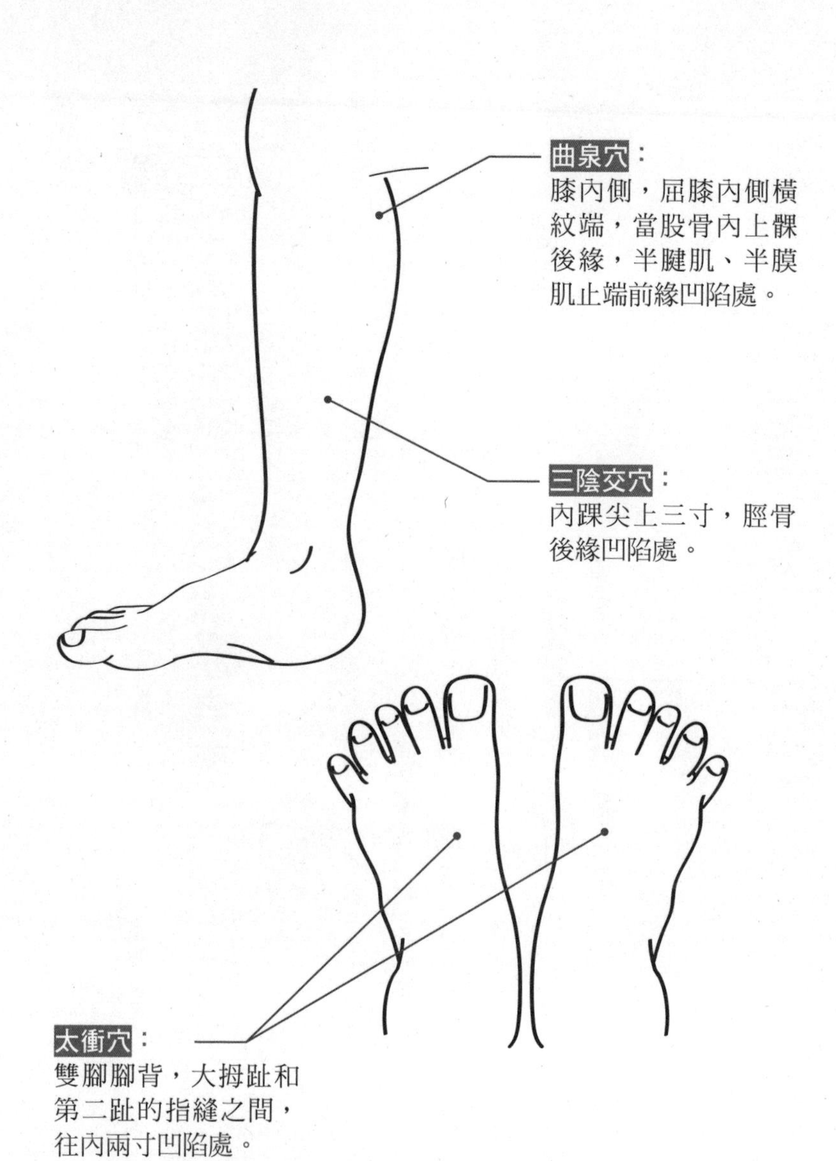
曲泉穴：
膝內側，屈膝內側橫
紋端，當股骨內上髁
後緣，半腱肌、半膜
肌止端前緣凹陷處。
三陰交穴：
內踝尖上三寸，脛骨
後緣凹陷處。
太衝穴：
雙腳腳背，大拇趾和
第二趾的指縫之間，
往內兩寸凹陷處。

血瘀型體質

失智的內隱危機——對症養護建議與經絡疏通自癒

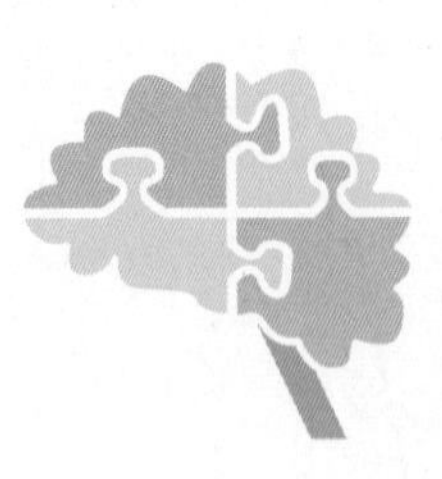

血瘀型的人，通常會有失眠、健忘、失智、心悸、暈眩、掉髮、手腳發麻、紅眼症等外顯毛病，女性朋友則容易有痛經問題。

若能透過對症穴道的自我療癒手法，活血化瘀、疏肝理氣，有助調養體質、改善症狀，進而遠離失智的內隱危機。

35 失眠五大奇穴，一招有助通筋活血，提升大腦力！

中醫常說：「通則不痛，痛則不通。」患有健忘、失智情況的人，通常會有氣虛、體弱、血瘀等情況，由於血路瘀堵、凝滯，導致氧氣無法順利送達大腦，也會造成精神不濟、輾轉難眠、腦力萎靡、認知功能退化等。

此時，可以從益氣補血的食物上加以調養，像是甘草、紅棗、山楂、銀杏、核桃、金柑、木耳等，以及攝取富含維生素C、E（天然抗氧化劑）的新鮮蔬果。

平日亦可按摩、拍打去瘀活血的「五心穴」，包括：**水溝穴**（頭部）、**勞宮穴**（手部，左右各一）、**湧泉穴**（足部，左右各一），有助安定心神、提神醒腦，恢復思緒靈活。

小檔案

作用部位：頭部、手部、足部

體質症狀：頭暈、失眠、落枕、健忘、失智、認知功能障礙

穴療要點：水溝穴、勞宮穴、湧泉穴

疏通指引：上述穴道擇其二三，按壓五秒、十次為一個循環，並依情況增減

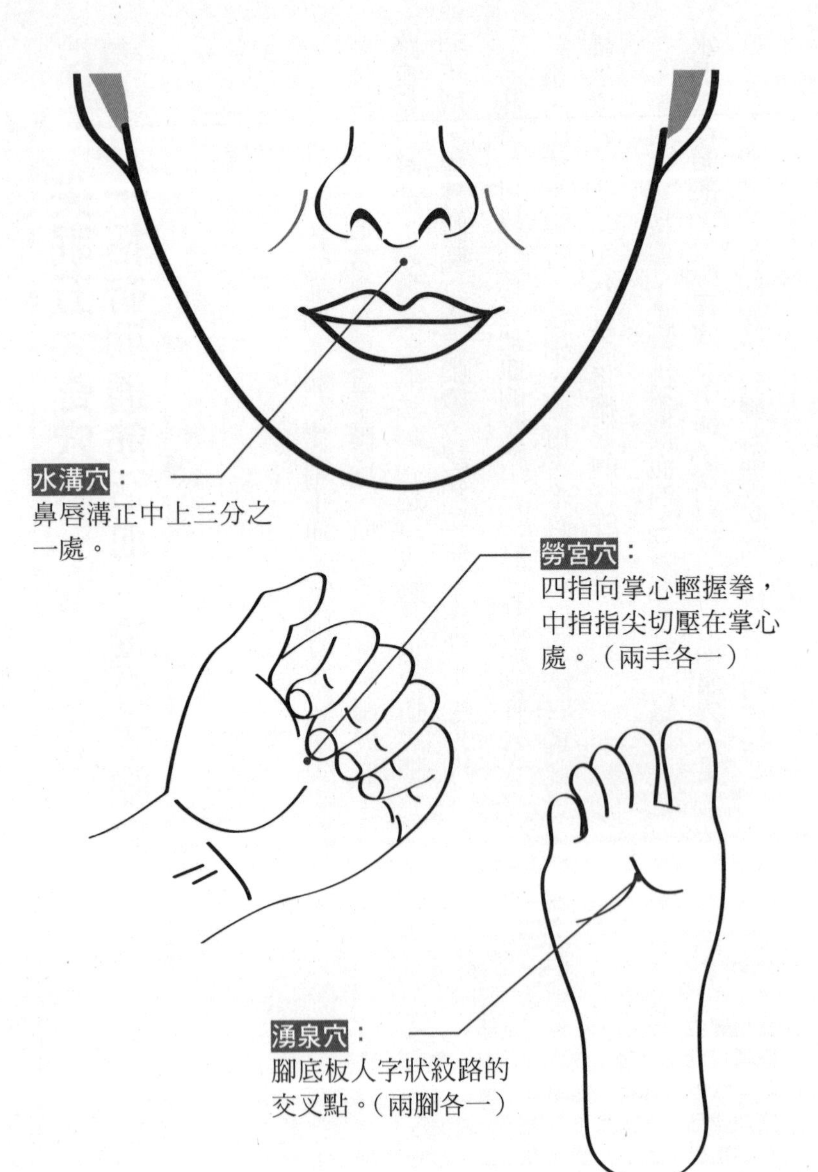
水溝穴：
鼻唇溝正中上三分之
一處。
勞宮穴：
四指向掌心輕握拳，
中指指尖切壓在掌心
處。（兩手各一）
湧泉穴：
腳底板人字狀紋路的
交叉點。（兩腳各一）

36 鞏固記憶雙管齊下，趕走失智症！

面對惱人的健忘症，關鍵養護要從「補血」、「補氣」雙管齊下，有助鞏固記憶力，遠離失智危機！

很多人誤以為只有女性才會貧血，這是錯誤觀念，當血液中紅血球或血紅素總數量下降或不足，造成攜氧功能不佳，再加上氣虛無力，就會導致氣血兩虛、氣血凝滯。

日常多食用補血食材，像是紅豆、紅棗、枸杞、葡萄、蘋果、桑椹、黑豆、黑芝麻、菠菜、胡蘿蔔等；補氣食材則有山藥、蜂蜜、馬鈴薯、鱔魚、黃耆、甘草等，都是相當好的營養補充來源，平日亦可拍打對症穴道：**手神門穴、大陵穴、太淵穴、心俞穴、神道穴**。

小檔案

作用部位：手部、背部

體質症狀：頭暈、腦霧、掉髮、健忘、疲倦、失眠、失智

穴療要點：手神門穴、大陵穴、太淵穴、心俞穴、神道穴

疏通指引：上述穴道擇其二三，按壓五秒、十次為一個循環，並依情況增減

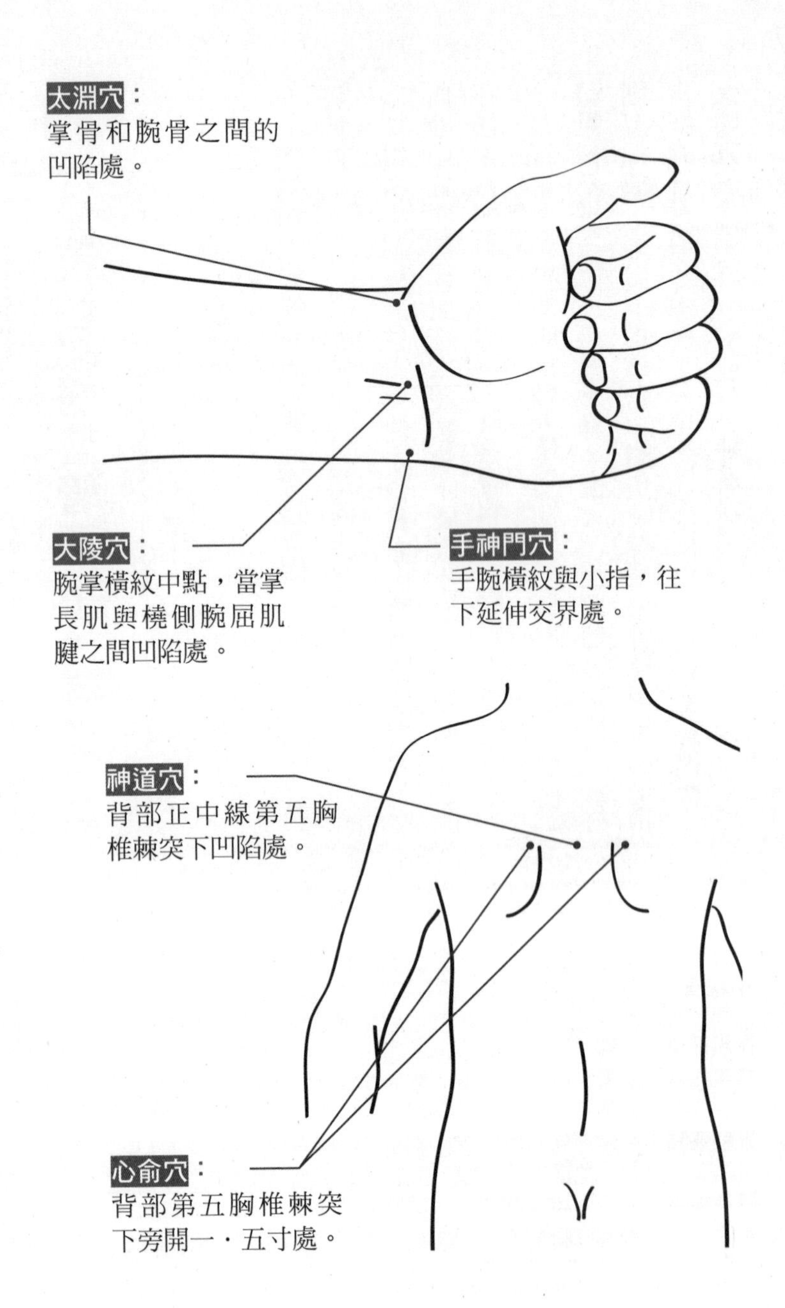
太淵穴：
掌骨和腕骨之間的
凹陷處。
大陵穴：
腕掌橫紋中點，當掌
長肌與橈側腕屈肌
腱之間凹陷處。
手神門穴：
手腕橫紋與小指，往
下延伸交界處。
神道穴：
背部正中線第五胸
椎棘突下凹陷處。
心俞穴：
背部第五胸椎棘突
下旁開一・五寸處。

37

愛發脾氣、性格突變，當心失智找上身！

「他最近變得有點奇怪，小心別招惹他！」

老王剛滿六十歲，不知道是不是因為男性更年期，原本樂觀老實的性格卻突變，時常大發脾氣，遇到鄰居會惡言相向，有時候還會對著空氣發呆，家人也發現他似乎動作和思考都變慢了。後來，家人帶他前往醫院檢查發現，除了有心臟病問題，還診斷出中期失智症。

當家人朋友有性格上的變化，或是長期情志不暢、情緒不佳，就要特別留意，也要時時提醒自己保持好心情，才不會因脾氣暴躁、焦慮不安造成心跳加速、血瘀氣滯，傷害心臟健康，也會伴有失智風險。

小檔案

作用部位：手部、胸部

體質症狀：心悸、心慌、焦躁、失眠、健忘、心搏過速、高血壓

穴療要點：手神門穴、內關穴、少衝穴、少澤穴、間使穴、膻中穴

疏通指引：上述穴道擇其二三，按壓五秒、十次為一個循環，並依情況增減

平時可按壓保護心血管的六大穴道，包括：**手神門穴、內關穴、少衝穴、少澤穴、間使穴（手部）、膻中穴（胸部）**，緩解焦慮，養護心神。

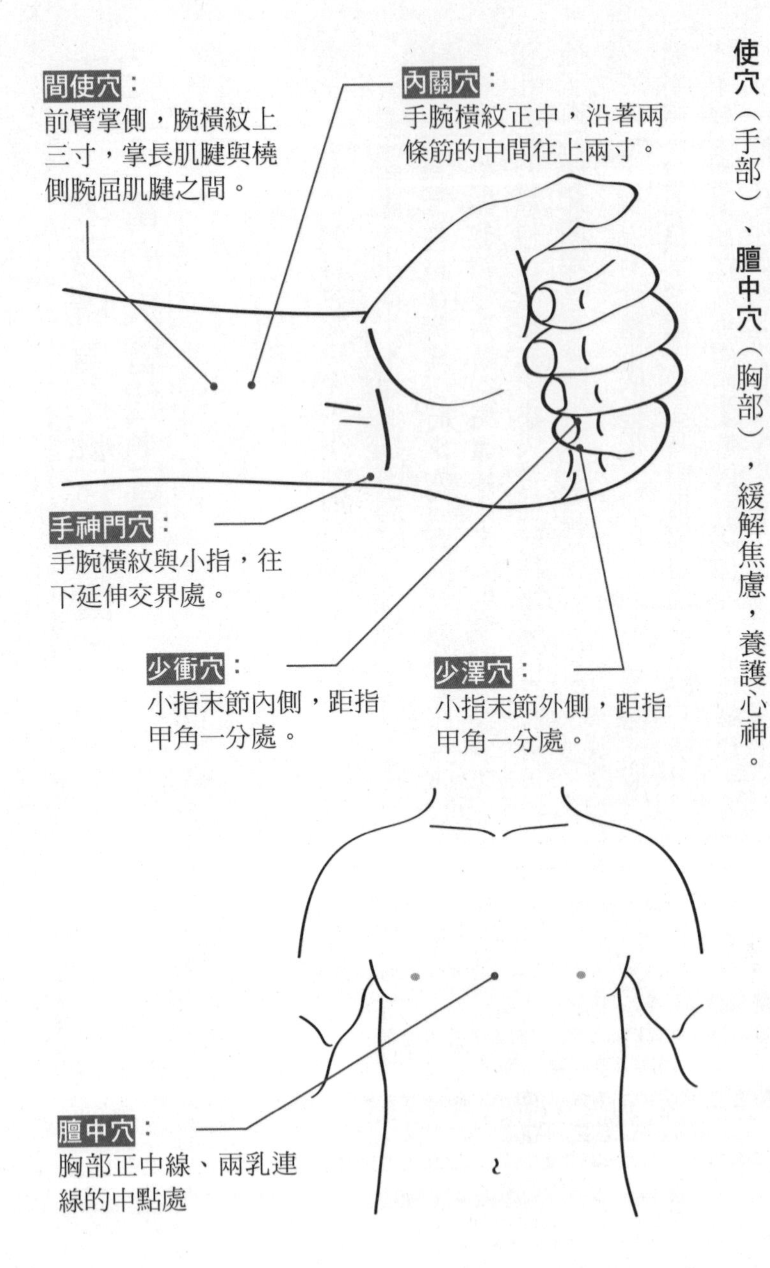

間使穴：
前臂掌側，腕橫紋上三寸，掌長肌腱與橈側腕屈肌腱之間。
內關穴：
手腕橫紋正中，沿著兩條筋的中間往上兩寸。
手神門穴：
手腕橫紋與小指，往下延伸交界處。
少衝穴：
小指末節內側，距指甲角一分處。
少澤穴：
小指末節外側，距指甲角一分處。
膻中穴：
胸部正中線、兩乳連線的中點處

38 手麻、腳麻，跑不了？中醫警告切勿輕忽

我們都看到一則廣告，大樓失火了，一名老人卻待在原地，救護人員問他：「為什麼不跑？」他只有無奈地回答：「腳麻是要怎麼跑？」

如果發現自己拿取物品時，手部會微微發抖，或是雙腳站立一段時間會感到吃力，且有無力、麻痺感，就要特別當心，可能有血路堵塞問題。

平時可以透過按壓對症穴道，包括：**風池穴**（頭部）、**合谷穴**、**內關穴**、**曲池穴**（手部）、**足三里穴**、**三陰交穴**、**內庭穴**、**太衝穴**（腿足部），幫助末梢血液循環，舒緩神經、安心凝神，恢復氣血暢通。

小檔案

作用部位：頭部、手部、腿足部
體質症狀：血熱、臉色暗沉、手麻、腳麻、容易瘀青
穴療要點：風池穴、合谷穴、內關穴、曲池穴、足三里穴、三陰交穴、內庭穴、太衝穴
疏通指引：上述穴道擇其二三，按壓五秒、十次為一個循環，並依情況增減

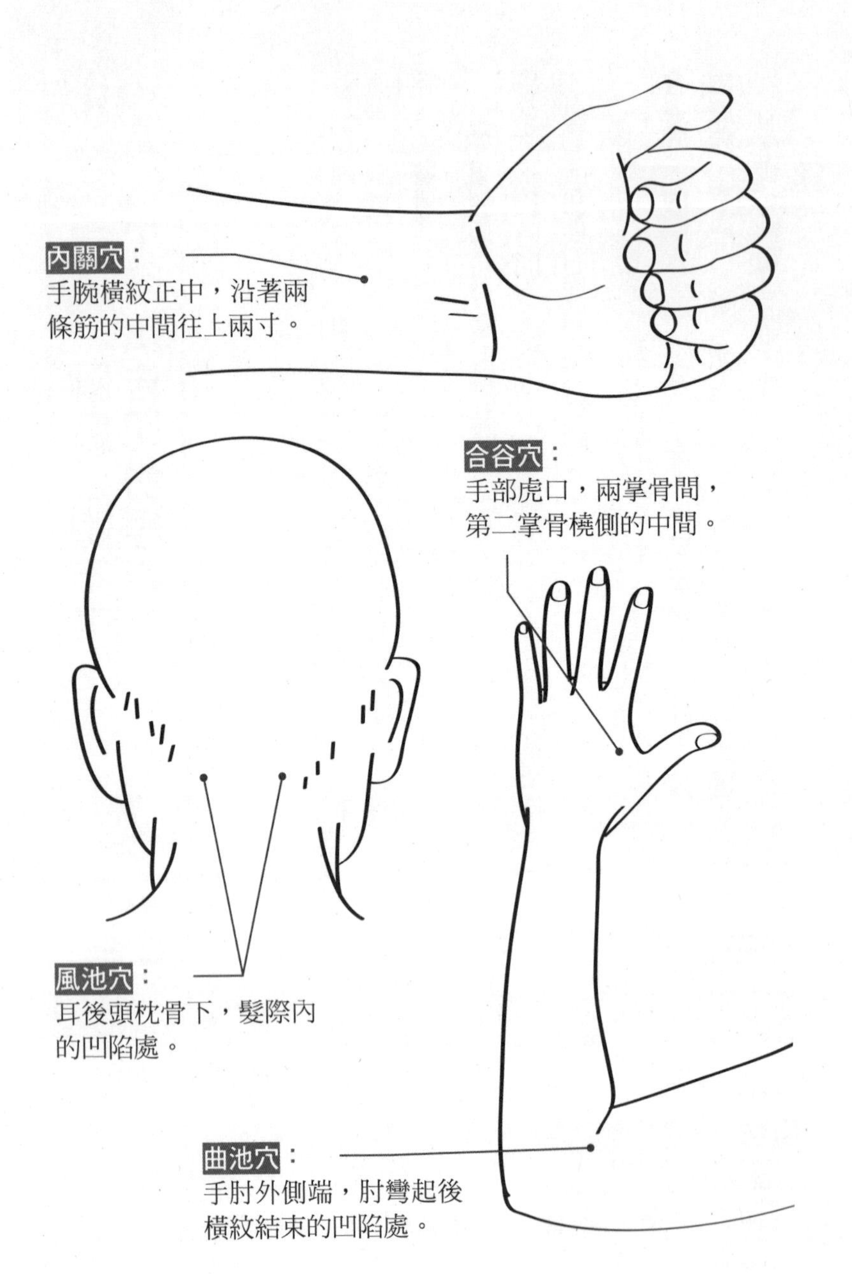
內關穴：
手腕橫紋正中，沿著兩
條筋的中間往上兩寸。
合谷穴：
手部虎口，兩掌骨間，
第二掌骨橈側的中間。
風池穴：
耳後頭枕骨下，髮際內
的凹陷處。
曲池穴：
手肘外側端，肘彎起後
橫紋結束的凹陷處。

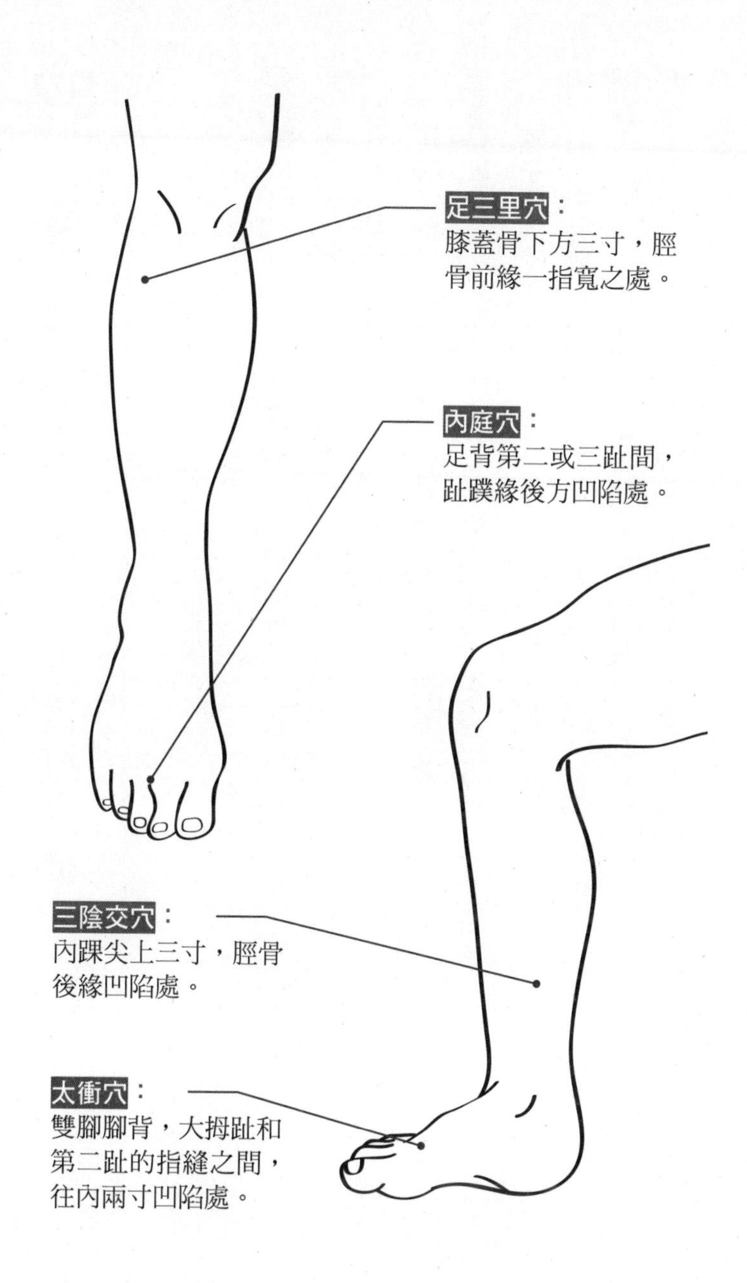
足三里穴：
膝蓋骨下方三寸，脛
骨前緣一指寬之處。
內庭穴：
足背第二或三趾間，
趾蹼緣後方凹陷處。
三陰交穴：
內踝尖上三寸，脛骨
後緣凹陷處。
太衝穴：
雙腳腳背，大拇趾和
第二趾的指縫之間，
往內兩寸凹陷處。

39

醫學博士養生密技，改善紅眼症

頭部的活血化瘀，推薦「四穴按壓法」，提供平日進行穴道按揉、點壓、拍打，有助疏泄肝火，改善心火煩熱、眼睛紅腫、結膜炎等。

睛明穴為足太陽膀胱經，有助疏風解熱、明目醒神，能改善紅眼症、眼睛腫脹、夜盲、熱痛、視網膜病變等。

瞳子髎穴隸屬足少陽膽經，又稱「前關」，能調解眼輪匝肌、眼外肌（顴眶、顴顳），幫助泄熱、明目，緩解淚目、紅眼症、角膜炎、結膜炎等眼疾。**行間穴**又稱「火穴」，有助改善頭暈、眩目、臉頰腫痛等熱症；**俠溪穴**又稱「水穴」，能清頭目，舒緩頭眩、眼疾。

小檔案

作用部位：頭部、足部

體質症狀：眼睛紅腫、結膜炎、煩熱、頭暈、頭臉熱

穴療要點：睛明穴、瞳子髎穴、行間穴、俠溪穴

疏通指引：上述穴道擇其二三，按壓五秒、十次為一個循環，並依情況增減

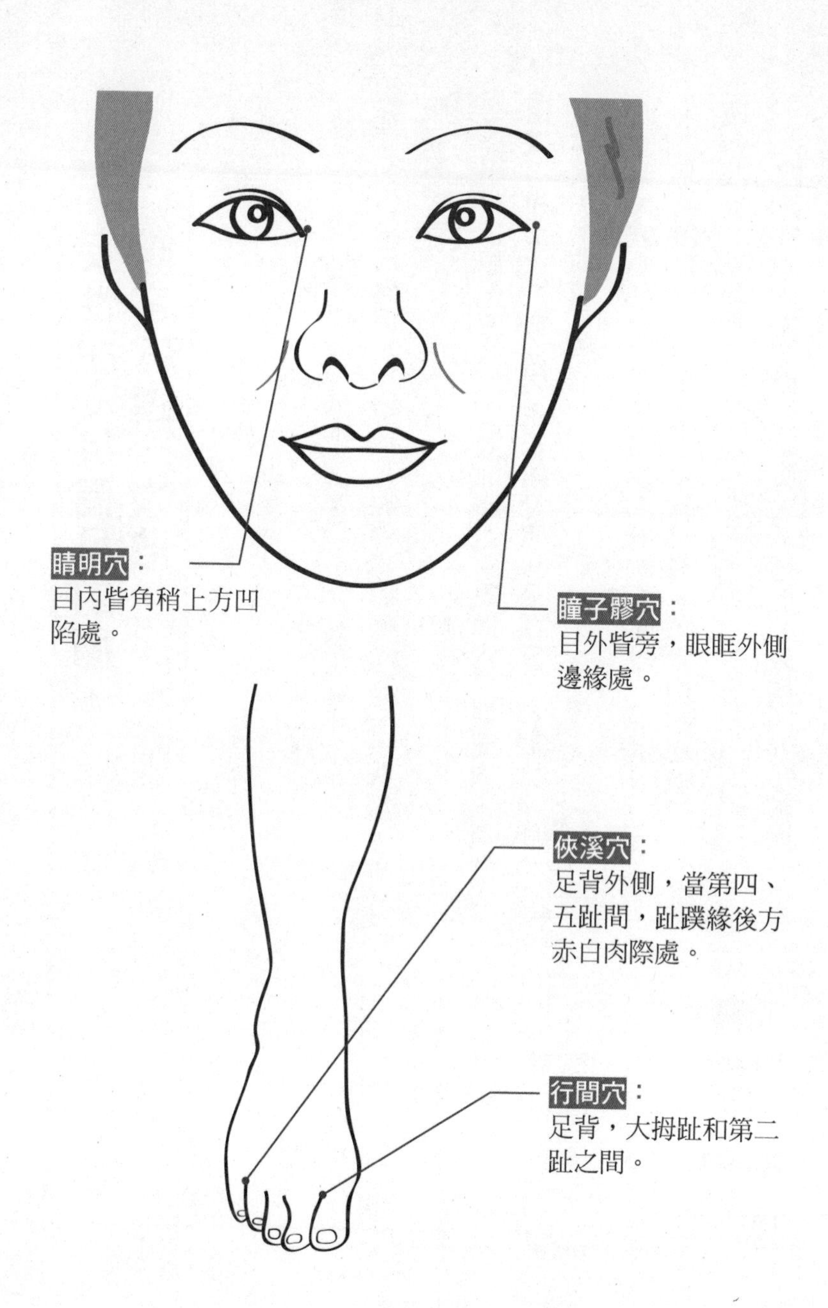
睛明穴：
目內眥角稍上方凹陷處。
瞳子髎穴：
目外眥旁，眼眶外側邊緣處。
俠溪穴：
足背外側，當第四、五趾間，趾蹼緣後方赤白肉際處。
行間穴：
足背，大拇趾和第二趾之間。

40 女性朋友每個月的痛，暖宮穴道一次收！

「每個月那個來，根本都像是夢魘，讓人痛不欲生！」許多女生由於血瘀氣滯導致月經伴隨頭痛、噁心、腹瀉、腹痛難忍等。

平日按摩、搓揉以下對症組穴：**氣海穴**、**關元穴**、**氣衝穴**（腹部）、**血海穴**、**三陰交穴**、**公孫穴**、**行間穴**（腿足部），幫助暖宮解痛。

氣海穴為任脈，《針灸資生經》記載：「氣海者，蓋人之元氣所生也。」作為「生氣之海」，幫助活血益氣，改善腹痛、四肢發冷、食慾不振等問題。

關元穴是任脈，作為交會穴，是男子藏精、女子蓄血

小檔案

作用部位：腹部、腿足部

體質症狀：噁心、嘔吐、疲勞、煩躁、易怒、健忘、經痛

穴療要點：氣海穴、關元穴、氣衝穴、血海穴、三陰交穴、公孫穴、行間穴

疏通指引：上述穴道擇其二三，按壓五秒、十次為一個循環，並依情況增減

的重要所在，能補益腎氣，緩解腹痛、經痛、便血、帶下、子宮虛寒等症。

此外，**氣衝穴**、**血海穴**、**三陰交穴**、**公孫穴**、**行間穴**等，都是婦科問題的重要穴位，有助舒緩經痛等問題。

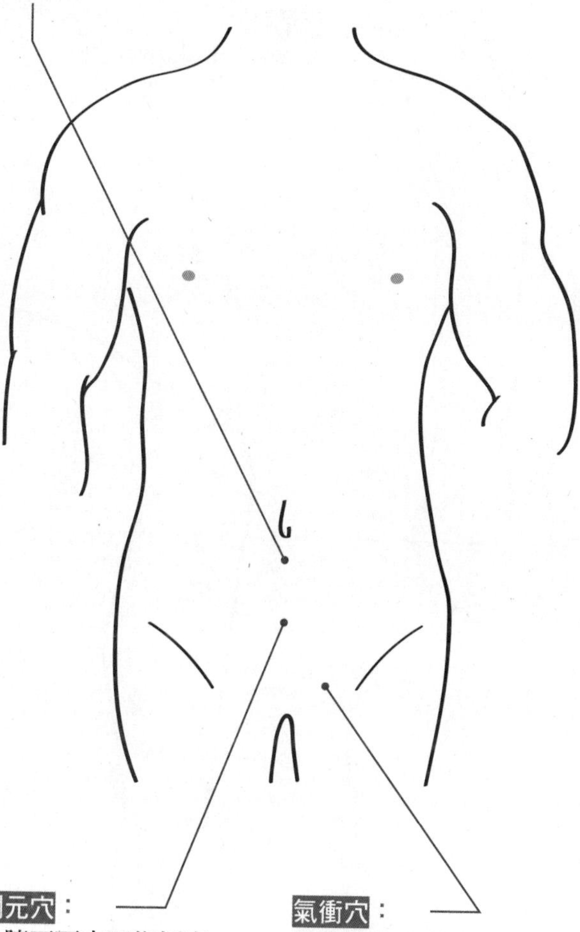

氣海穴：
肚臍以下一·五寸處。

關元穴：
肚臍正下方四指幅寬。

氣衝穴：
腹股溝稍上方，臍中下五寸旁開兩寸處。

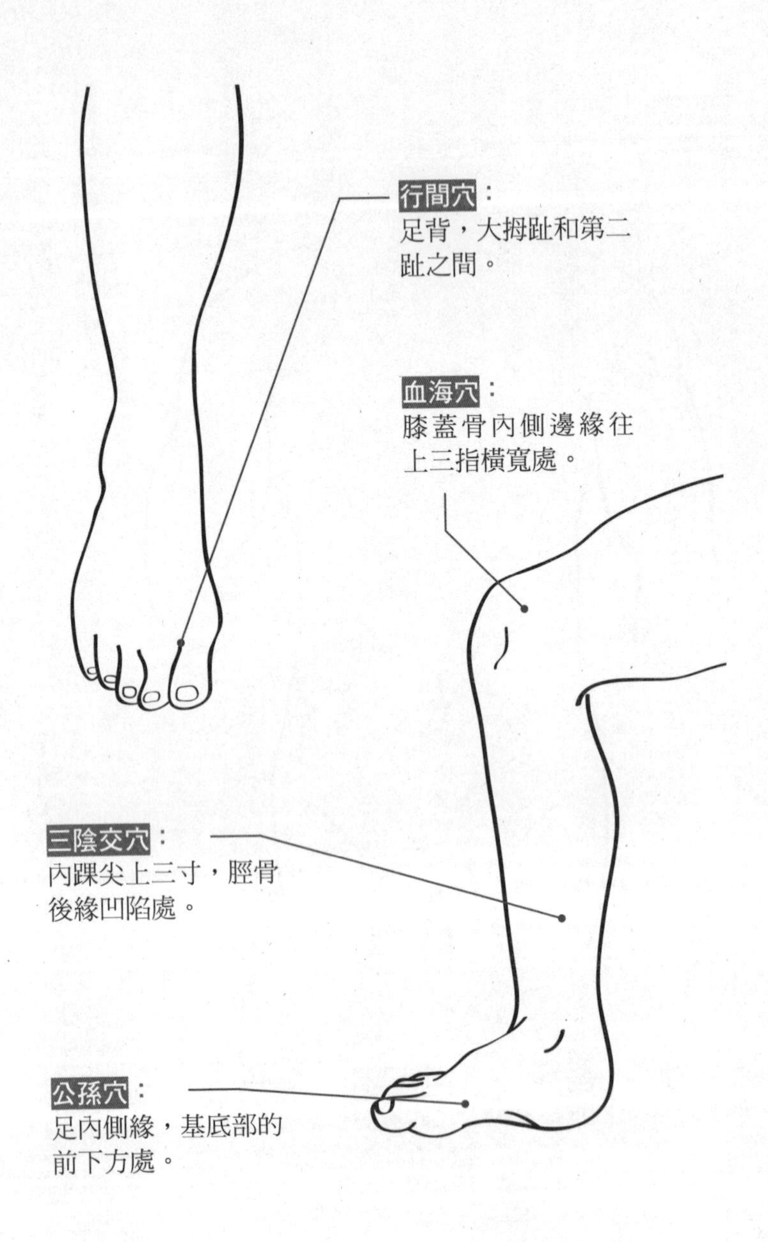
行間穴：
足背，大拇趾和第二
趾之間。
血海穴：
膝蓋骨內側邊緣往
上三指橫寬處。
三陰交穴：
內踝尖上三寸，脛骨
後緣凹陷處。
公孫穴：
足內側緣，基底部的
前下方處。

氣鬱型體質

失智的內隱危機——
對症養護建議與經絡疏通自癒

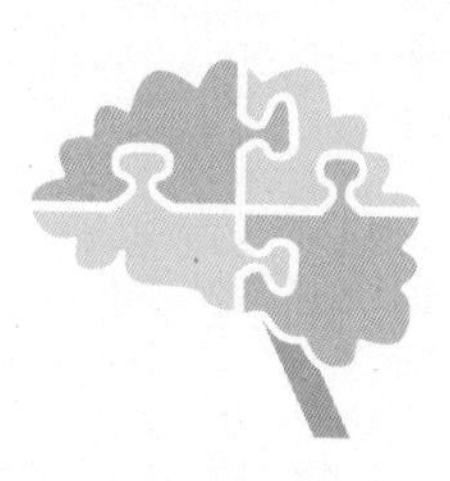

氣鬱型的人，通常會有抑鬱、悶悶不樂、緊張、焦慮、頭暈、頭痛、失眠、健忘、胃潰瘍等外顯毛病，女性朋友則容易有乳腺炎、不孕問題。

若能透過對症穴道的自我療癒手法，疏肝行氣，促進血路活絡，有助調養體質、改善症狀，進而遠離失智的內隱危機，找回天天好心情。

41

離開憂鬱的習慣，中醫教你這樣做！

《黃帝內經・素問・陰陽應象大論》提及：「人有五藏，化五氣，以生喜怒悲憂恐。故喜怒傷氣，寒暑傷形。暴怒傷陰，暴喜傷陽。」因此歸結出：怒傷肝、喜傷心、思傷脾、憂傷肺、恐傷腎，又稱為「情志病」。

中醫同樣重視「七情內傷」，喜、怒、憂、思、悲、恐、驚等七種顯現於外的情緒表現，會對人體健康造成實質的影響，過度思慮也會讓人健忘，提高失智風險。因此，維持平和的心境，不受情緒左右，才是養生之本。

平時可以透過按揉以下穴道：**百會穴**（頭部）、**手神門穴**、**內關穴**、**少府穴**（手部）、**中府穴**、**膻中穴**（胸部）。

小檔案

作用部位：頭部、手部、胸部

體質症狀：憂鬱、抑鬱、悶悶不樂、驚悸、健忘、精神不濟

穴療要點：百會穴、手神門穴、內關穴、少府穴、中府穴、膻中穴

疏通指引：上述穴道擇其二三，按壓五秒、十次為一個循環，並依情況增減

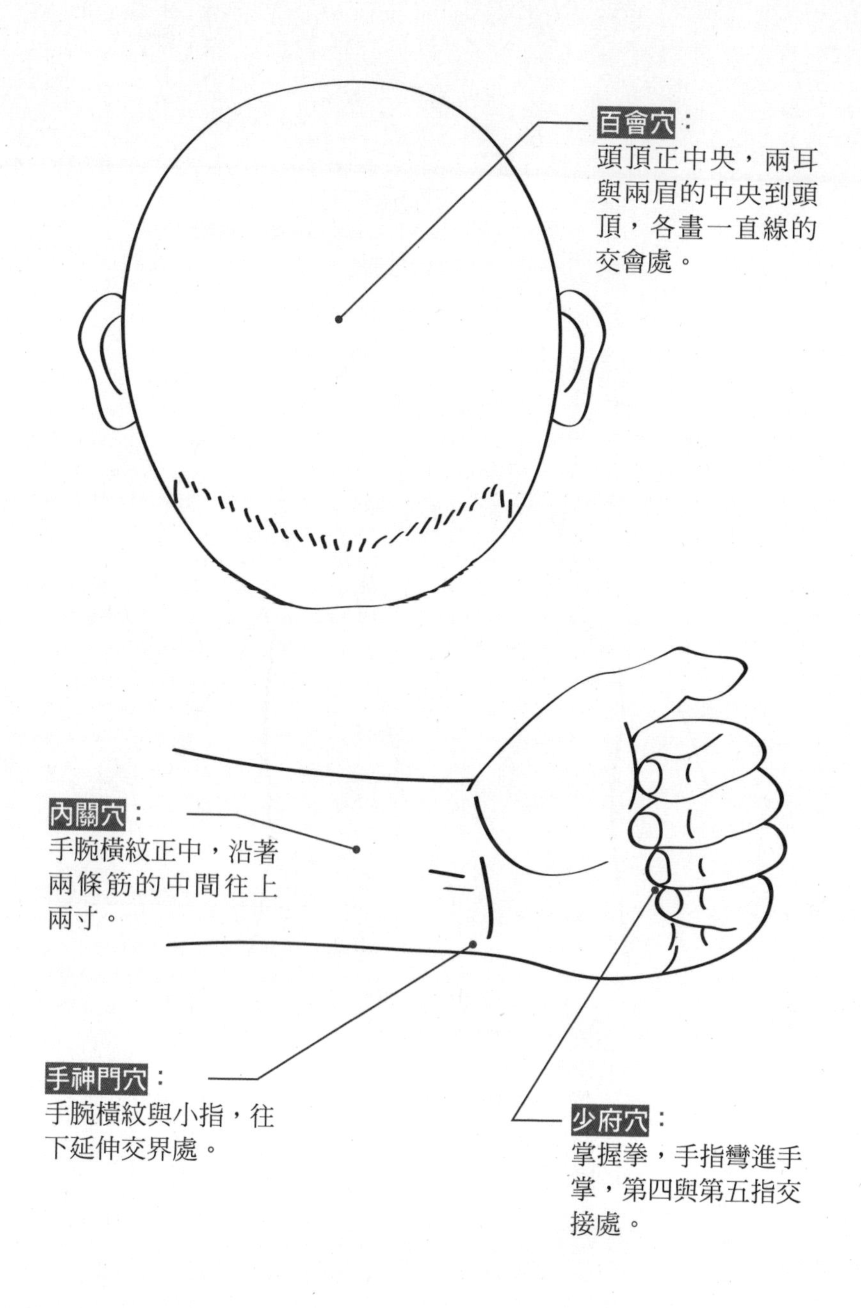
百會穴：
頭頂正中央，兩耳與兩眉的中央到頭頂，各畫一直線的交會處。
內關穴：
手腕橫紋正中，沿著兩條筋的中間往上兩寸。
手神門穴：
手腕橫紋與小指，往下延伸交界處。
少府穴：
掌握拳，手指彎進手掌，第四與第五指交接處。

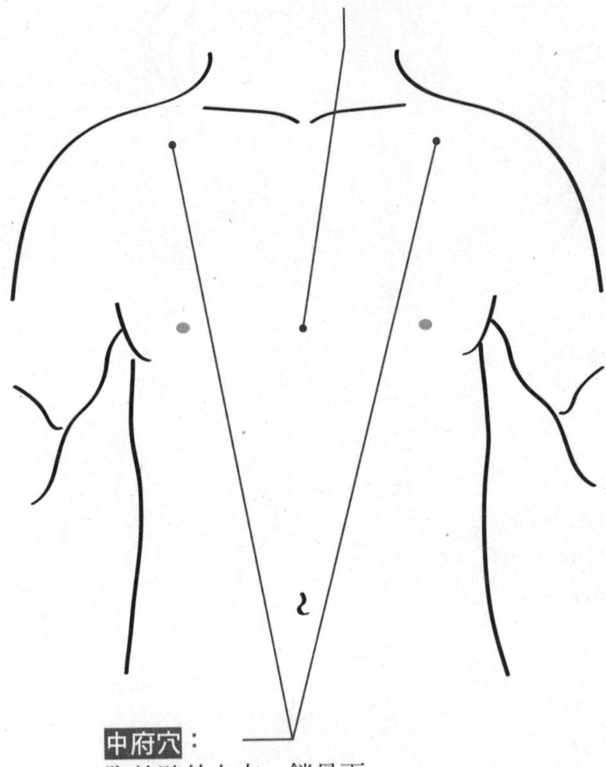
膻中穴：
胸部正中線、兩乳連線的中點處。
中府穴：
胸前壁外上方，鎖骨下緣，前正中線旁開六寸，與第一肋間隙相平的凹陷處。

42 改善頭暈、頭疼，找回一夜好眠！

擁有一夜好眠，不只能夠抗老化，還能有助提升記憶力！因此，我們可以看見那些習慣熬夜、晚睡的朋友，長期過度消耗體能，導致白天工作時往往精神不濟、無法集中精神，連帶影響績效；反觀那些正常作息的人，最晚不超過十一點入睡，白天起床後神清氣爽，思緒靈敏且充滿活力，也能保持良好的記憶力。

除了提醒自己保持正常作息、三餐均衡飲食之外，平時可按摩以下組穴：**百會穴**（頭部）、**安眠穴**（耳朵）、**手神門穴**、**少海穴**、**少府穴**（手部）、**中府穴**（胸部）、**太衝穴**、**太溪穴**（足部），有助鎮靜安神，找回好眠力。

小檔案

作用部位：頭部、耳朵、手部、胸部、足部
體質症狀：頭暈、頭疼、失眠、健忘、失智
穴療要點：百會穴、安眠穴、手神門穴、少海穴、少府穴、中府穴、太衝穴、太溪穴
疏通指引：上述穴道擇其二三，按壓五秒、十次為一個循環，並依情況增減

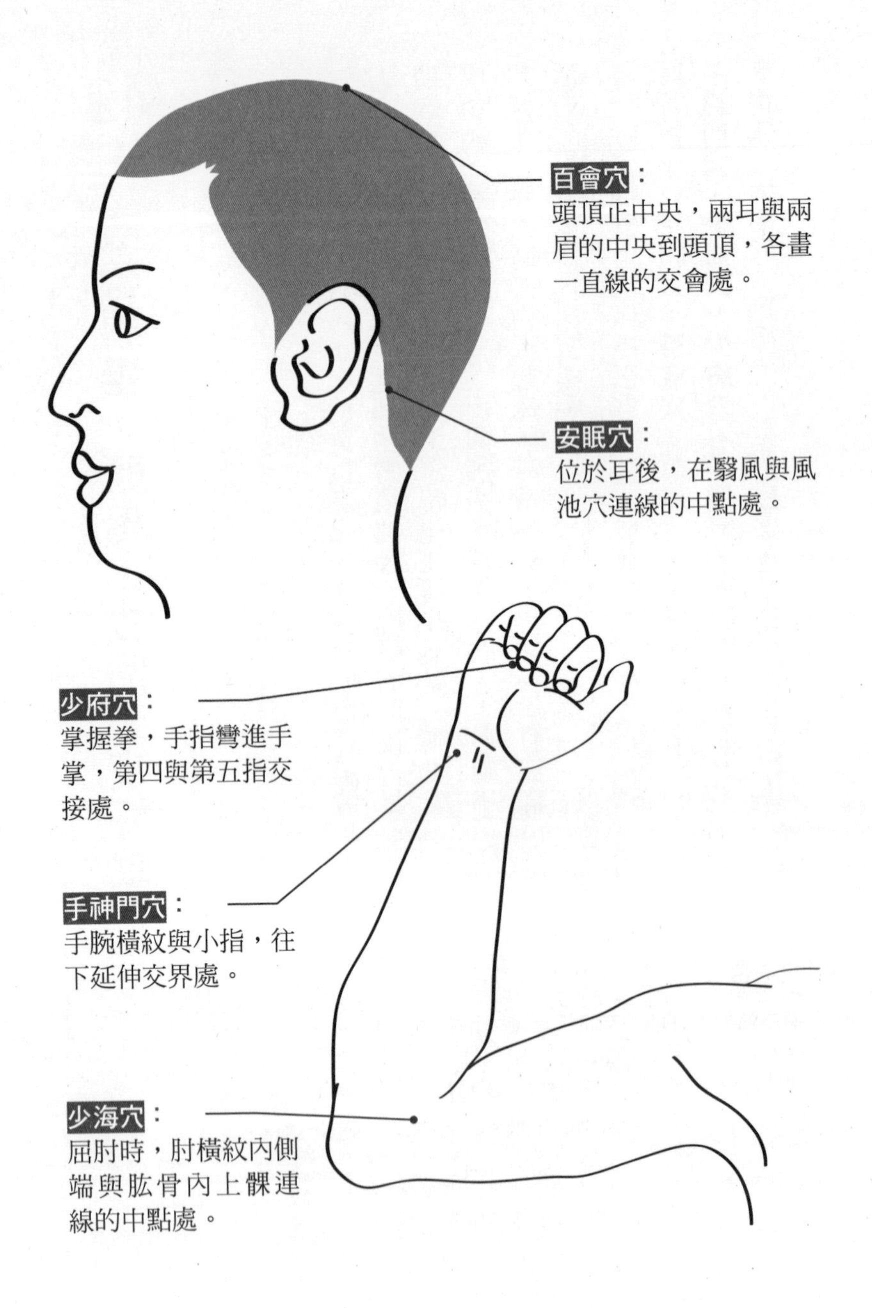
百會穴：
頭頂正中央，兩耳與兩
眉的中央到頭頂，各畫
一直線的交會處。
安眠穴：
位於耳後，在翳風與風
池穴連線的中點處。
少府穴：
掌握拳，手指彎進手
掌，第四與第五指交
接處。
手神門穴：
手腕橫紋與小指，往
下延伸交界處。
少海穴：
屈肘時，肘橫紋內側
端與肱骨內上髁連
線的中點處。

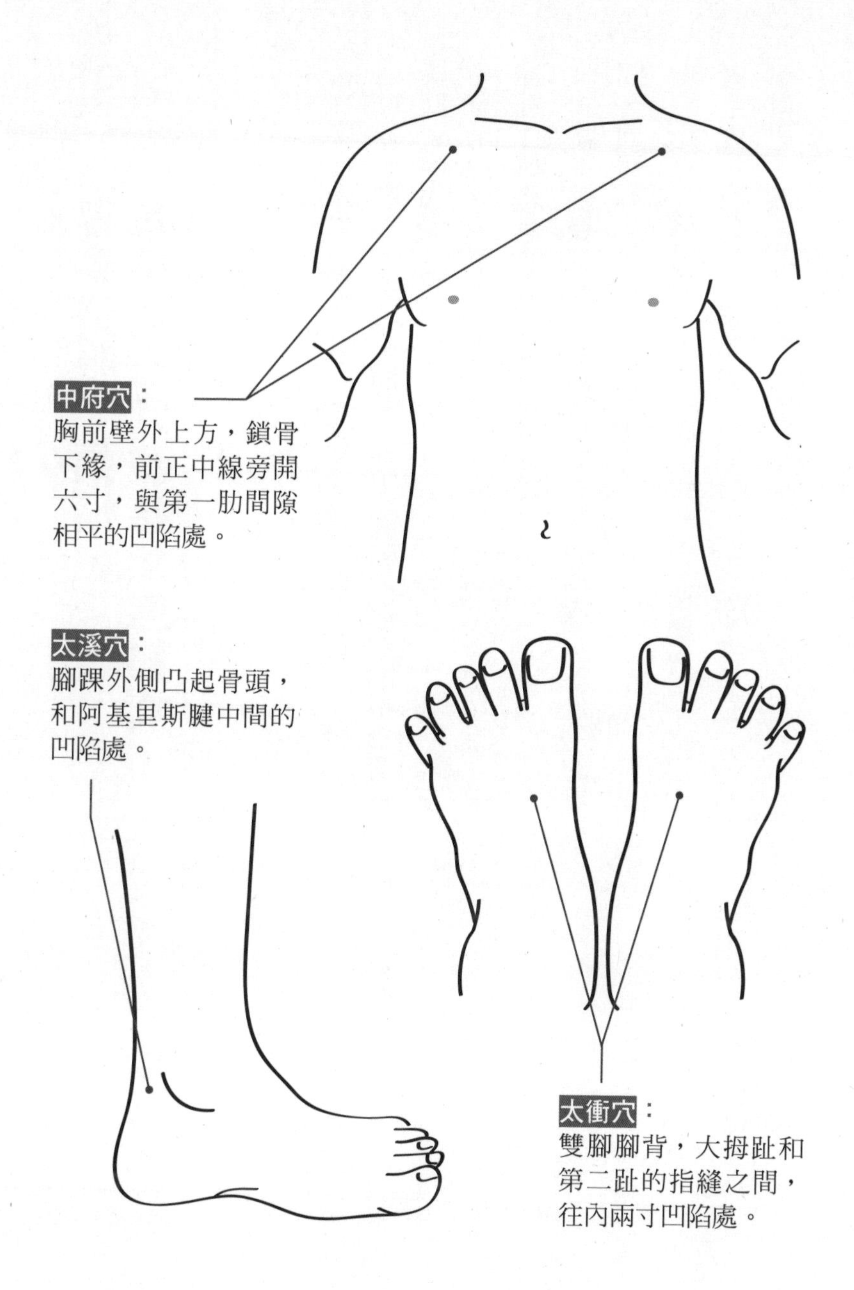
中府穴：
胸前壁外上方，鎖骨
下緣，前正中線旁開
六寸，與第一肋間隙
相平的凹陷處。
太溪穴：
腳踝外側凸起骨頭，
和阿基里斯腱中間的
凹陷處。
太衝穴：
雙腳腳背，大拇趾和
第二趾的指縫之間，
往內兩寸凹陷處。

43 容易緊張、煩惱，長按開心穴改善焦慮體質！

現代人生活壓力大，緊湊的工作、收入趕不上通膨的速度等，壓得日子喘不過氣，讓人輕鬆不起來。根據資料統計，國人三大壓力源分別是：家庭、經濟、工作，若其中有一項失去平衡，就會誘發情緒病，包括：恐慌症、焦慮症、強迫症、思覺失調症等。

除了要練習自我情緒覺察，找出造成心情低落的原因，同時尋求正常管道排解壓力。

此外，透過按壓三大「開心穴」——**內關穴**（手部）、**膻中穴**（胸部）、**湧泉穴**（足部），亦能適時幫助自己排憂解鬱、驅走惱人煩悶。

小檔案

作用部位：手部、胸部、足部
體質症狀：緊張、焦慮、煩躁、失眠、健忘
穴療要點：內關穴、膻中穴、湧泉穴
疏通指引：上述穴道擇其二三，按壓五秒、十次為一個循環，並依情況增減

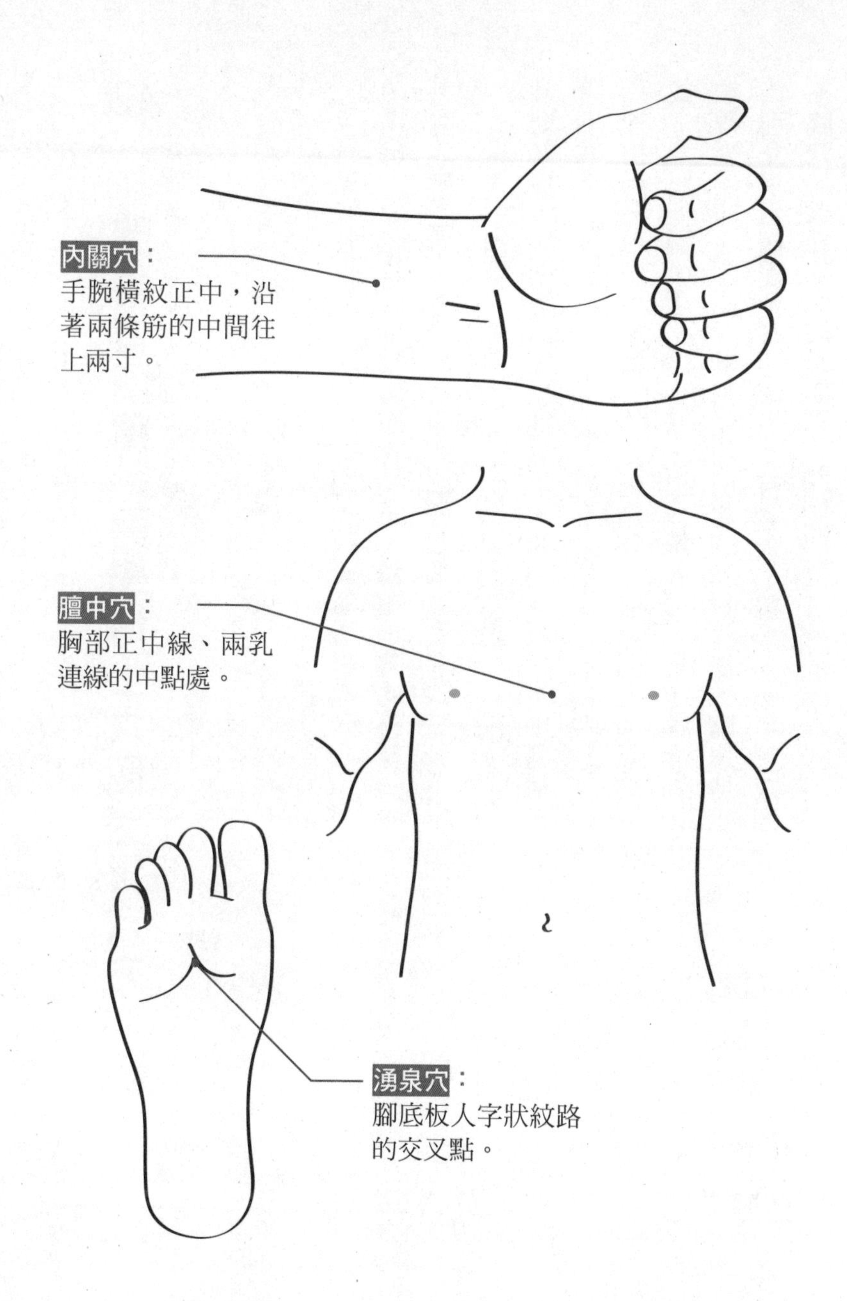
內關穴：
手腕橫紋正中，沿著兩條筋的中間往上兩寸。
膻中穴：
胸部正中線、兩乳連線的中點處。
湧泉穴：
腳底板人字狀紋路的交叉點。

44 改善胃潰瘍，醫學博士六個養胃穴方

氣鬱型體質的人因長期鬱悶，致使氣機鬱滯、心情無法暢快，顯現於外呈現出面容槁黃、體型消瘦的模樣，容易有失眠、頭痛、胃痛、胃炎、腸胃病等。

《黃帝內經》記載：「余知百病生於氣也，怒則氣上，喜則氣緩，悲則氣消，恐則氣下，寒則氣收，炅則氣泄，驚則氣亂，勞則氣耗，思則氣結，九氣不同，何病之生。」這裡指出「百病生於氣」的養生重點，並說明九種氣的形式——怒、喜、悲、恐、寒、炅、驚、勞、思，都會為人類帶來疾病。因此，針對氣鬱引起的脾胃失衡，醫學博士特別分享六個安神養胃穴方：**百會穴**、**極泉穴**、**中脘穴**、**下脘穴**、**梁丘穴**、**足三里穴**，幫助緩解不適症狀。

小檔案

作用部位：頭部、胸腹部、腿部

體質症狀：煩悶、食慾不振、胃痛、腹脹、胃潰瘍、精神不濟、健忘

穴療要點：百會穴、極泉穴、中脘穴、下脘穴、梁丘穴、足三里穴

疏通指引：上述穴道擇其二三，按壓五秒、十次為一個循環，並依情況增減

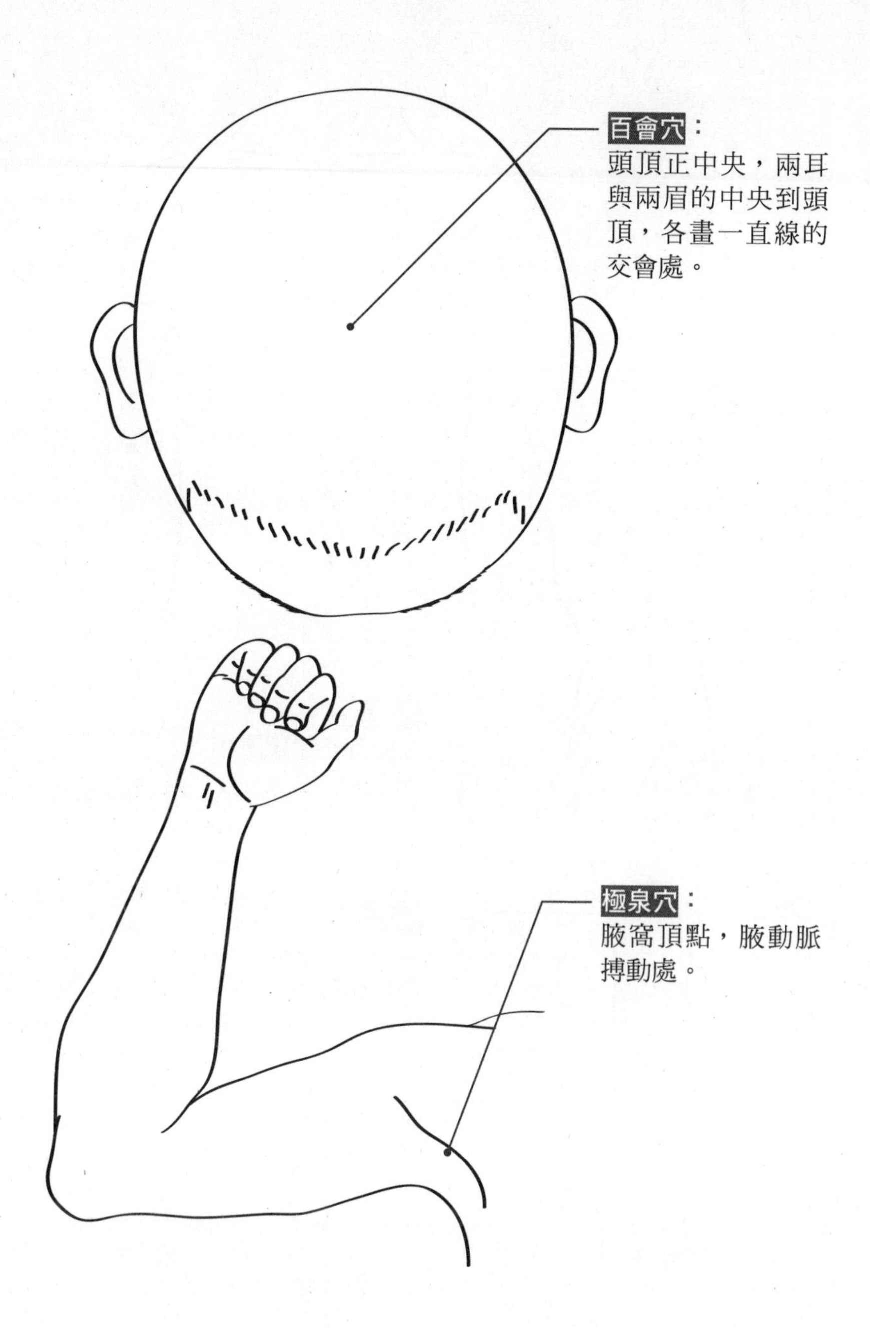
百會穴：
頭頂正中央，兩耳與兩眉的中央到頭頂，各畫一直線的交會處。
極泉穴：
腋窩頂點，腋動脈搏動處。

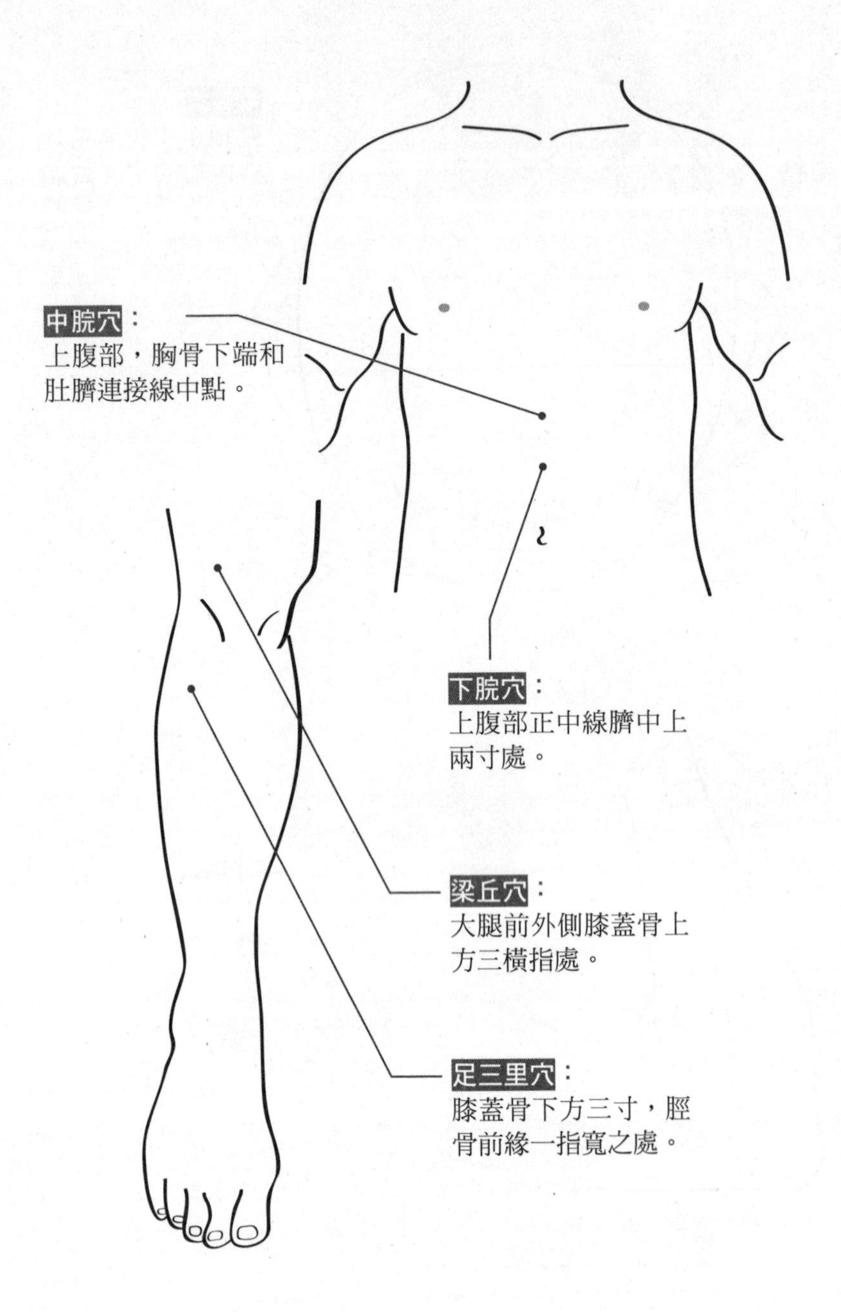
中脘穴：
上腹部，胸骨下端和
肚臍連接線中點。
下脘穴：
上腹部正中線臍中上
兩寸處。
梁丘穴：
大腿前外側膝蓋骨上
方三橫指處。
足三里穴：
膝蓋骨下方三寸，脛
骨前緣一指寬之處。

45 乳房腫脹、疼痛，這樣做預防乳腺炎

中醫認為：「血為氣之母，氣為血之帥。」氣和血，有著密不可分的關係。因此，當患有氣機鬱結時，血路也會受到干擾，交互作用之下形成瘀堵，就會引發身體發炎、結塊，生成囊腫。

女性朋友若是長期處在不快樂的低氣壓，無形中阻礙體內氣體的運行，醫學研究指出，經常生悶氣、焦慮、不耐煩等負面情緒會影響到神經傳導物質，造成內分泌與自律神經失調，提高罹患乳腺炎、乳癌的風險，不可不慎。

平日可按壓對症穴道：**膻中穴**、**乳根穴**、**天溪穴**、**膺窗穴**、**肩井穴**、**天宗穴**、**曲泉穴**，幫助化瘀解氣。

小檔案

作用部位：肩背部、腿部

體質症狀：憂鬱、煩躁、氣滯、失眠、胸部脹痛、肩胛痛、淋巴炎、乳腺炎

穴療要點：膻中穴、乳根穴、天溪穴、膺窗穴、肩井穴、天宗穴、曲泉穴

疏通指引：上述穴道擇其二三，按壓五秒、十次為一個循環，並依情況增減

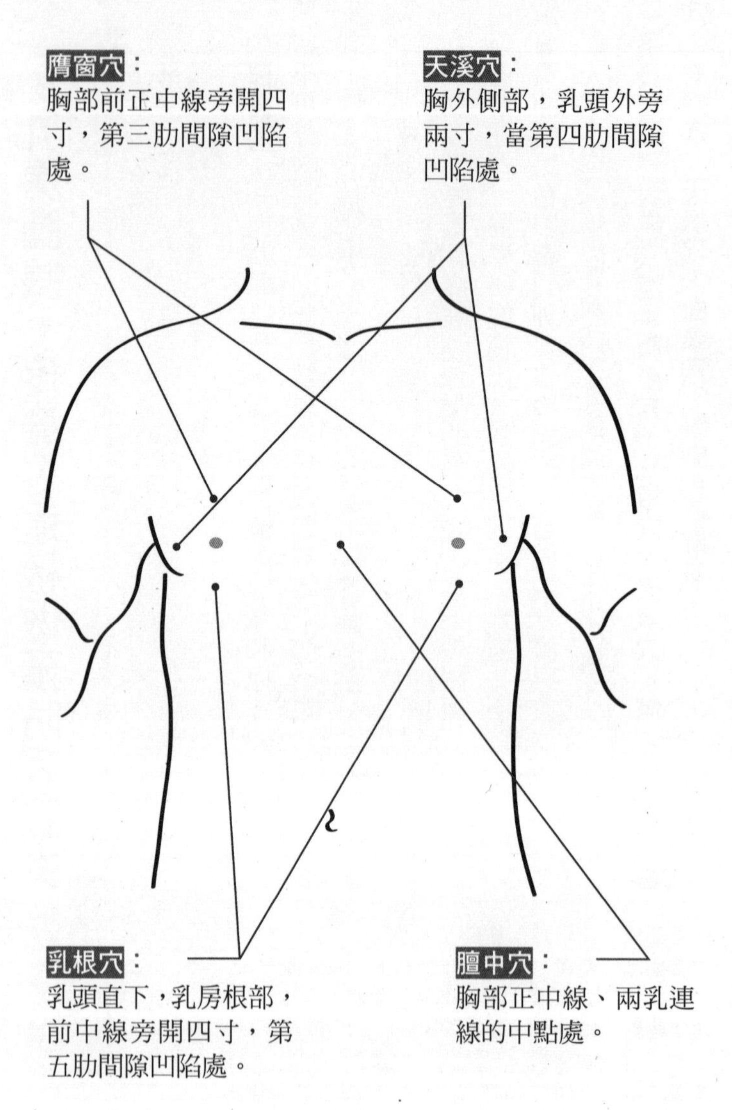
膺窗穴：
胸部前正中線旁開四寸，第三肋間隙凹陷處。
天溪穴：
胸外側部，乳頭外旁兩寸，當第四肋間隙凹陷處。
乳根穴：
乳頭直下，乳房根部，前中線旁開四寸，第五肋間隙凹陷處。
膻中穴：
胸部正中線、兩乳連線的中點處。

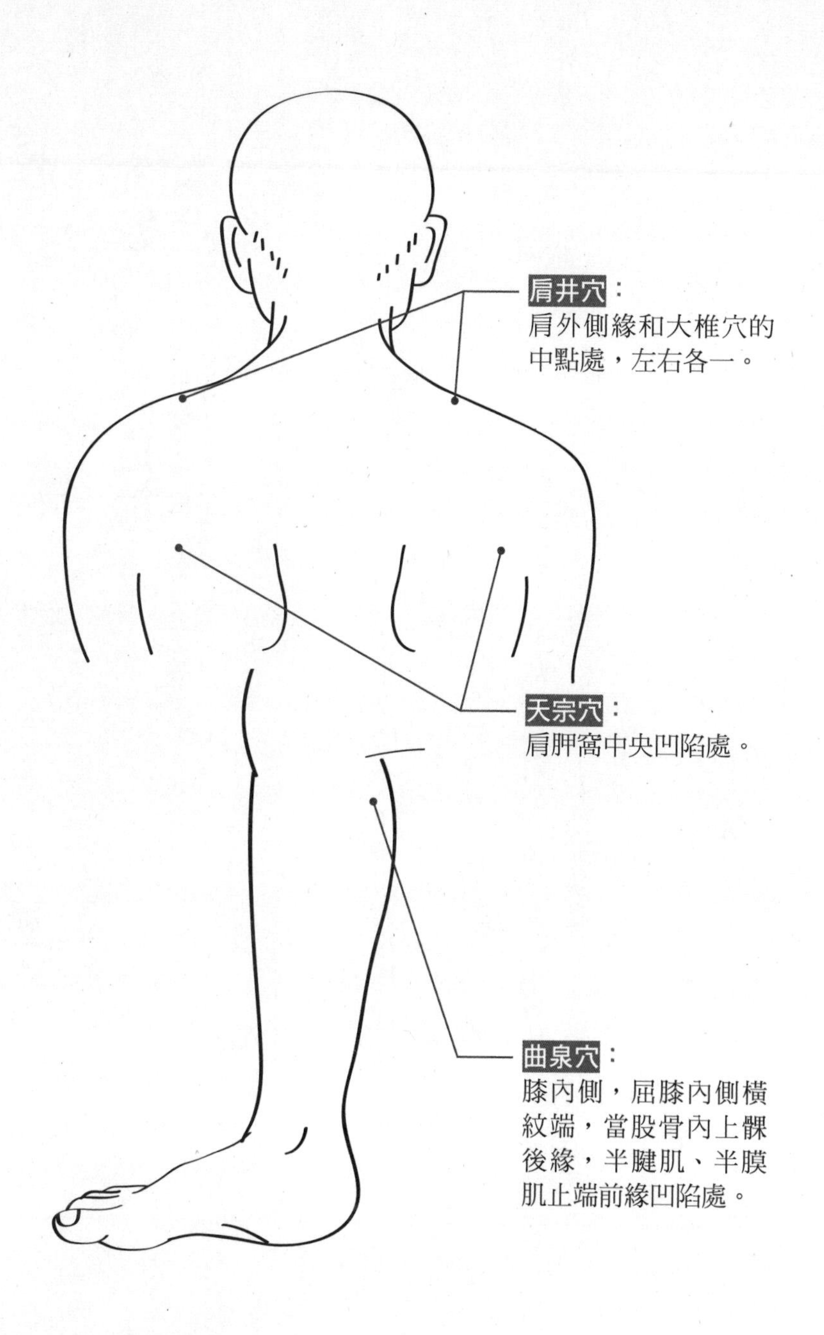
肩井穴：
肩外側緣和大椎穴的
中點處，左右各一。
天宗穴：
肩胛窩中央凹陷處。
曲泉穴：
膝內側，屈膝內側橫
紋端，當股骨內上髁
後緣，半腱肌、半膜
肌止端前緣凹陷處。

特稟型體質

失智的內隱危機——對症養護建議與經絡疏通自癒

特稟型的人，大多具有過敏症狀，像是鼻塞、打噴嚏、氣喘、哮喘、皮膚紅疹、濕疹、蕁麻疹等外顯症狀，亦容易罹患消化道出血、自體免疫疾病。

若能透過對症穴道的自我療癒手法，改善先天敏感與失常現象，有助調養體質、改善症狀、提升免疫力，進而遠離失智的內隱危機。

46 噴嚏打不停，四要穴改善健忘、過敏症狀！

有人說，噴嚏打不停，把頭腦思緒都給打亂了！

根據研究，鼻子經常有過敏症狀的人，通常較沒有記性、容易丟三落四，也會影響到做事的專注力。當身體出現過敏症狀時，可以透過按壓對症四要穴，幫助緩解症狀。

上迎香穴又稱鼻通穴、鼻穿穴，屬於經外奇穴，能舒緩鼻塞、鼻竇炎、過敏性鼻炎、鼻瘜肉肥大等問題。

迎香穴屬於手陽明大腸經，作為交會穴之一，能通鼻竅，散風去邪，改善鼻塞、鼻涕、鼻炎、鼻瘜肉肥大等。

中魁穴和**合谷穴**亦能疏風通竅，舒緩鼻炎、頭痛、經痛等症狀。

小檔案

作用部位：頭部、手部

體質症狀：精神不濟、打噴嚏、打嗝過敏症狀、健忘、鼻瘜肉肥大

穴療要點：上迎香穴、迎香穴、中魁穴、合谷穴

疏通指引：上述穴道擇其二三，按壓五秒、十次為一個循環，並依情況增減

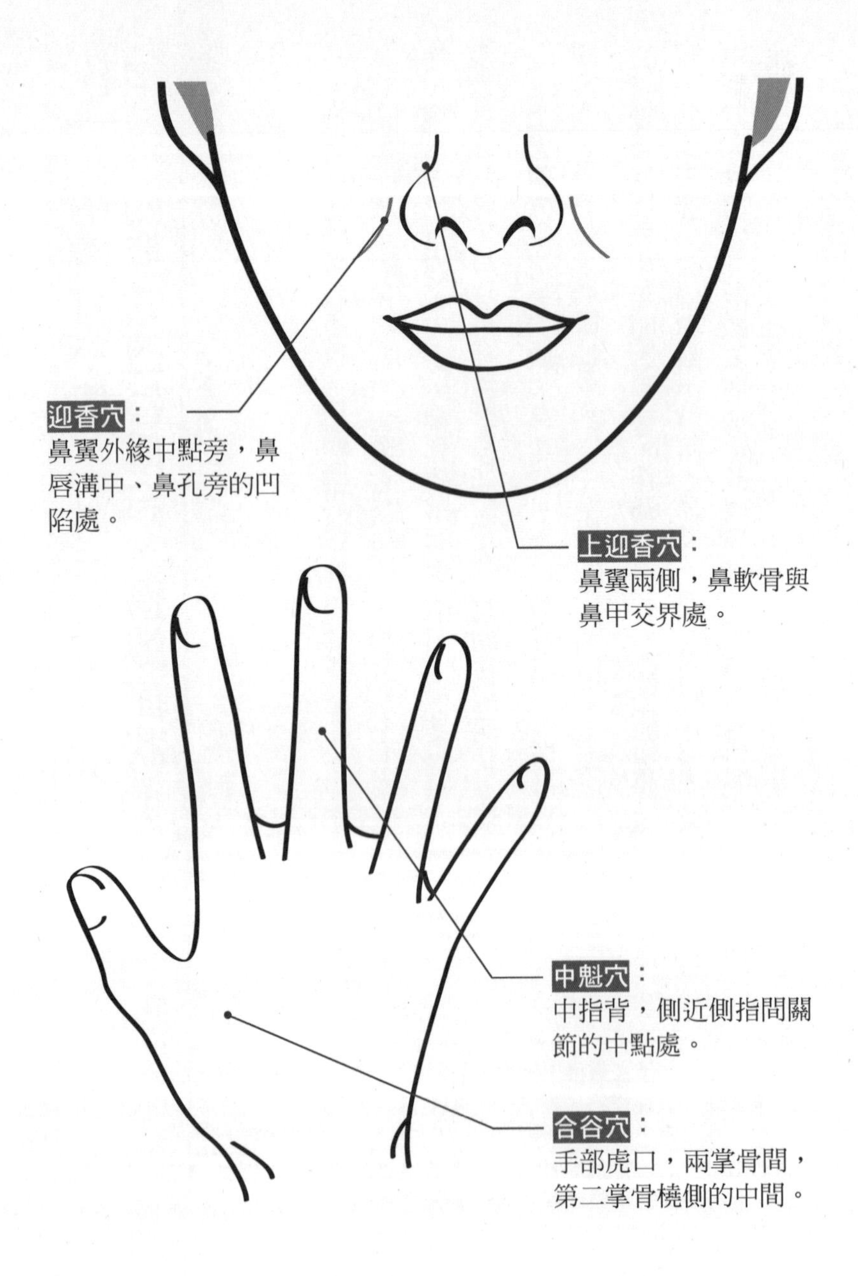
迎香穴：
鼻翼外緣中點旁，鼻
唇溝中、鼻孔旁的凹
陷處。
上迎香穴：
鼻翼兩側，鼻軟骨與
鼻甲交界處。
中魁穴：
中指背，側近側指間關
節的中點處。
合谷穴：
手部虎口，兩掌骨間，
第二掌骨橈側的中間。

47 鼻子被塞住，無法專心、記憶力減退！

「整天鼻塞好難受，睡眠品質也受到影響！」大學生婉真因為有過敏性鼻炎，時常鼻塞更是讓她相當困擾，不只影響到課業學習，擤不乾淨的鼻涕，也讓她夜裡睡睡醒醒，造成上課時無法專心，惡性循環之下，成績也越來越差強人意。針對特稟型體質的人可說是最需要「嬌寵」了，由於容易過敏，一到季節變換的時候，症狀更是明顯，打噴嚏、鼻塞、皮膚搔癢、氣喘等，因此更需要在日常中好好養護臟腑，同時避開過敏源。

平日可以透過按摩、推揉以下頭部穴道：**神庭穴**、**印堂穴**、**素髎穴**、**上迎香穴**，有助舒緩鼻塞問題。

小檔案

作用部位：頭頸部

體質症狀：鼻塞、鼻炎、健忘、失眠

穴療要點：神庭穴、印堂穴、素髎穴、上迎香穴

疏通指引：上述穴道擇其二三，按壓五秒、十次為一個循環，並依情況增減

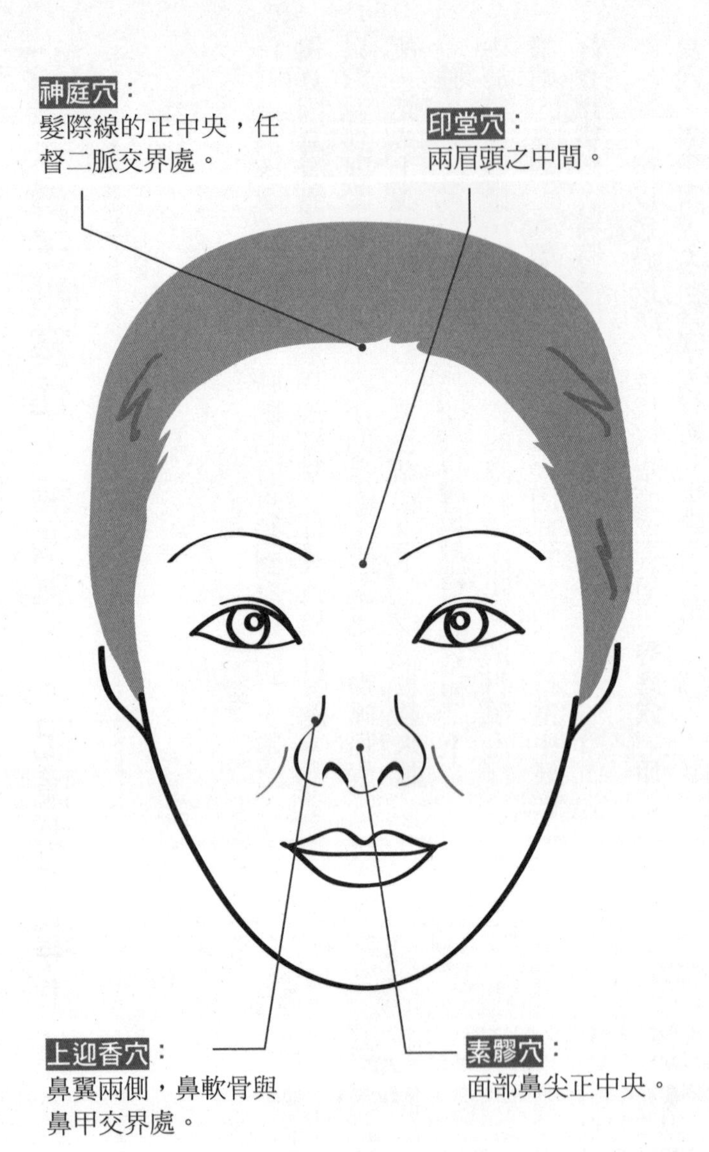
神庭穴：
髮際線的正中央，任
督二脈交界處。
印堂穴：
兩眉頭之中間。
上迎香穴：
鼻翼兩側，鼻軟骨與
鼻甲交界處。
素髎穴：
面部鼻尖正中央。

48

呼吸困難、氣喘發作，首要強化心肺免疫力

特稟型體質容易帶有先天性遺傳因子，或是生理缺陷造成的身體現象，中醫兒科辨證針對孩童發育遲緩有「五遲五軟」說法，「五遲」是立遲、行遲、語遲、發遲、齒遲，「五軟」是頭項軟、口軟、手軟、足軟、肌肉軟，基於先天稟賦不足緣故，就更需要後天勤加調理，並透過食膳補氣活血、健脾養心，長大後就有機會遠離過敏問題。

針對特稟型體質的氣喘、哮喘、心悸等問題，平日可以按摩、指壓、拍打以下穴位：**列缺穴**（手部）、**中府穴**、**膻中穴**、**關元穴**（胸腹部）、**肺俞穴**、**腎俞穴**（肩背部），有助強化心肺功能，提高免疫力。

小檔案

作用部位：手部、胸腹部、肩背部

體質症狀：喉嚨痛、氣喘、哮喘、心悸、上呼吸道發炎、肺氣腫

穴療要點：列缺穴、中府穴、膻中穴、關元穴、肺俞穴、腎俞穴

疏通指引：上述穴道擇其二三，按壓五秒、十次為一個循環，並依情況增減

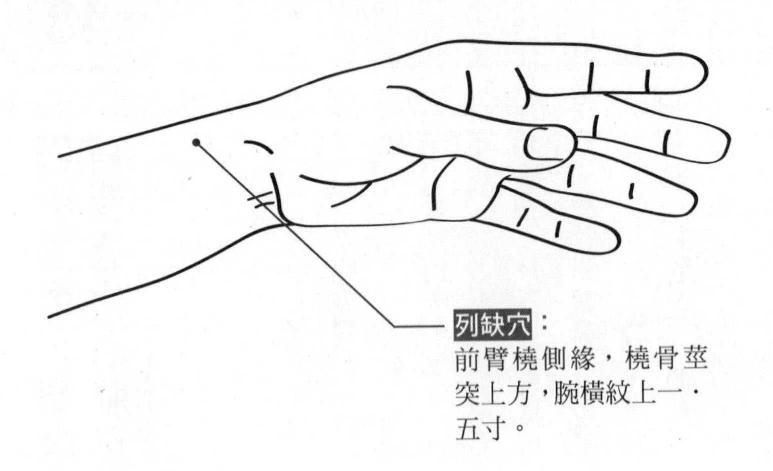
列缺穴：
前臂橈側緣，橈骨莖突上方，腕橫紋上一·五寸。

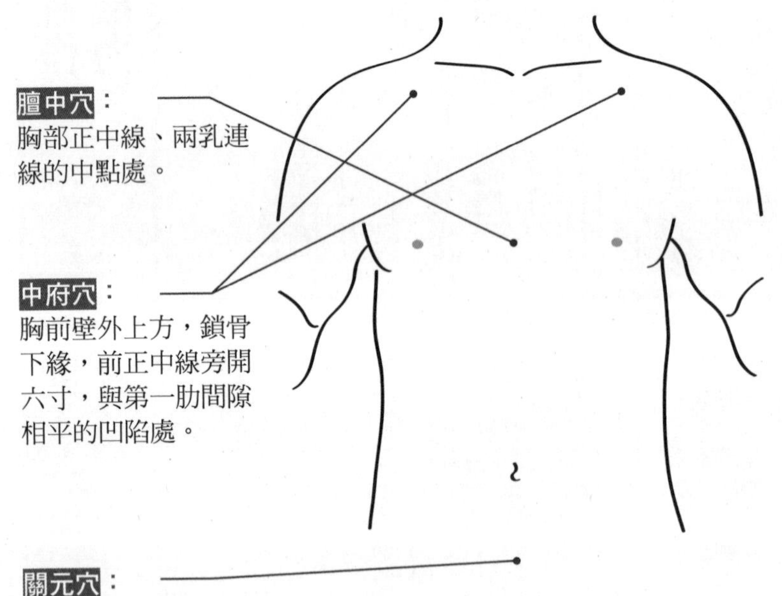
膻中穴：
胸部正中線、兩乳連線的中點處。
中府穴：
胸前壁外上方，鎖骨下緣，前正中線旁開六寸，與第一肋間隙相平的凹陷處。
關元穴：
肚臍正下方四指幅寬。

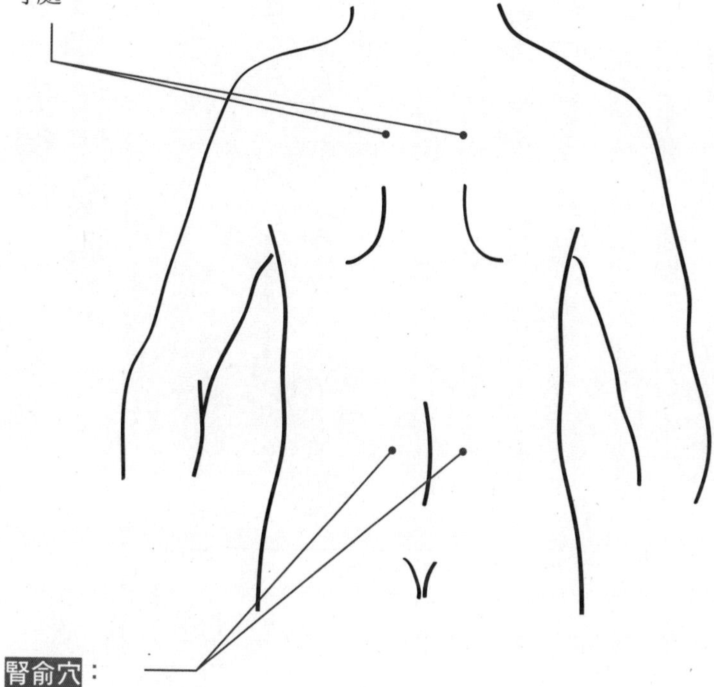
肺俞穴：
背部第三胸椎棘突下（身柱）旁開一·五寸處。
腎俞穴：
腰背部，第二腰椎下旁開一·五寸處。

49 來得快、去得快，蕁麻疹發作怎麼辦？

新冠肺炎（COVID-19）自二〇二〇年持續延燒至今，全世界一起進入防疫大作戰，原本以為控制下來了，誰知道竟一波未平，一波又起。

目前新型變異株也出現感染案例，部分民眾在確診後還引發所謂的「長新冠」症狀，例如：胸悶、胸痛、心悸、疲倦、失眠、記憶力喪失、認知功能障礙（失智）等，有的人皮膚出現像是丘疹、蕁麻疹的大片紅腫，變得異常敏感。

特稟型體質的人因較為敏感，更需特別留意，日常中可按摩對症穴位：**曲池穴**（手部）、**肩髃穴**（肩背部）、**血海穴**、**百蟲窩穴**、**三陰交穴**（腿部），幫助清熱排毒、利水除濕，緩解皮膚相關問題。

小檔案

作用部位：手部、肩背部、腿部

體質症狀：濕疹、蕁麻疹、皮膚炎

穴療要點：曲池穴、肩髃穴、血海穴、百蟲窩穴、三陰交穴

疏通指引：上述穴道擇其二三，按壓五秒、十次為一個循環，並依情況增減

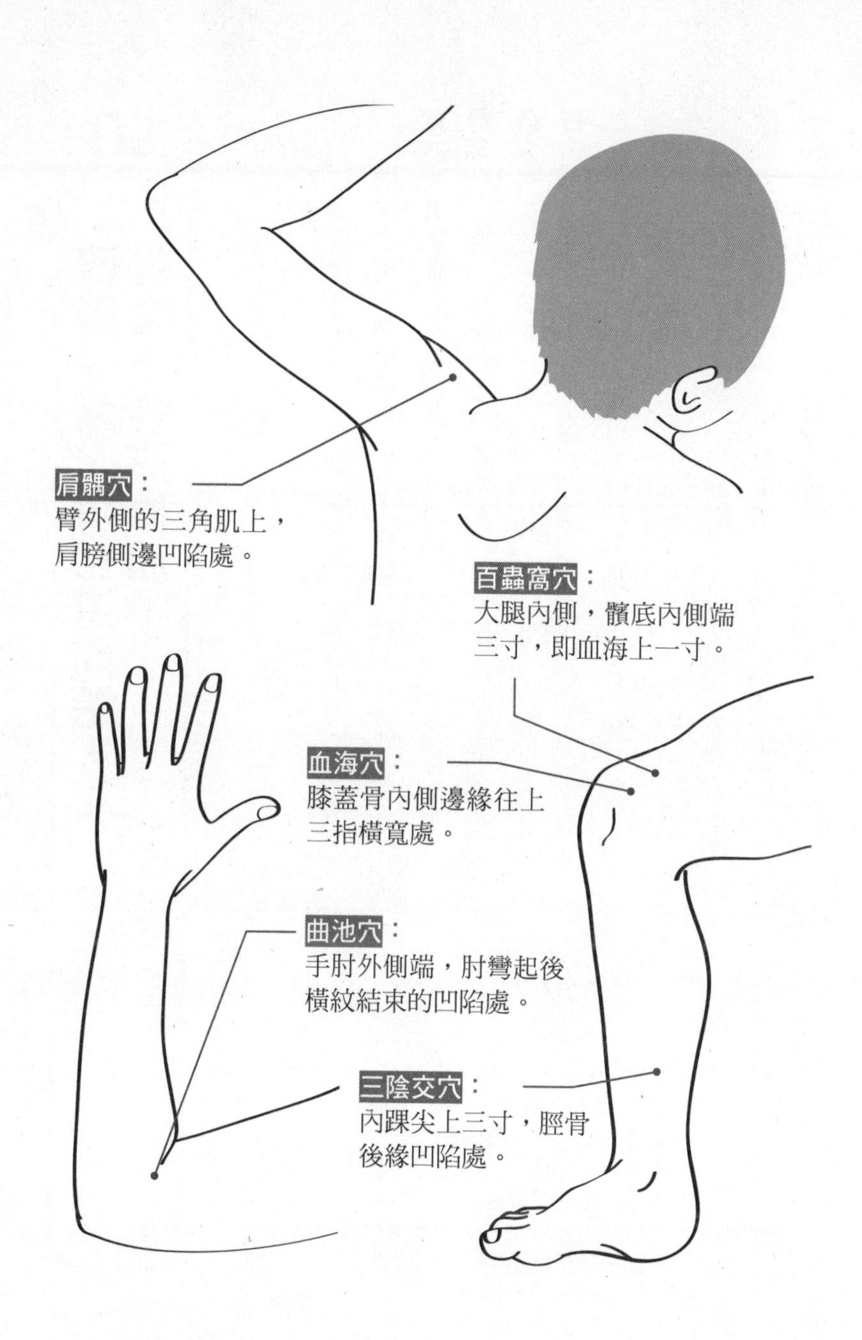
肩髃穴：
臂外側的三角肌上，
肩膀側邊凹陷處。
百蟲窩穴：
大腿內側，髕底內側端
三寸，即血海上一寸。
血海穴：
膝蓋骨內側邊緣往上
三指橫寬處。
曲池穴：
手肘外側端，肘彎起後
橫紋結束的凹陷處。
三陰交穴：
內踝尖上三寸，脛骨
後緣凹陷處。

50

改善腸漏、消化道問題，從調整體質做起！

特稟型體質的人宜多養護五臟，從根源改善過敏原因，根據中醫的臟象學說，心主血脈、神明；肝主疏泄、藏血；脾主運化、統血；肺司呼吸，通調水道、朝百脈；腎藏精，主納氣。特稟型體質容易受外界刺激，日常飲食就是外來物（食物）進入身體的入口，也是引致過敏的關鍵，若是能夠強化脾臟、鞏固腸胃、改善消化與吸收系統，等於是打造出一座防禦城牆，就能提升內外的免疫力，減少過敏症狀。

平時可以勤加按摩、壓揉以下對症穴道：**素髎穴**（頭部）、**曲池穴**（手部）、**血海穴**、**陰陵泉穴**、**太衝穴**、**太白穴**（腿足部），有助瀉火消腫、養護腸胃功能。

小檔案

作用部位：頭部、手部、腿足部

體質症狀：感冒、過敏、腸漏、腸躁症、過動症、注意力不足等自體免疫疾病

穴療要點：素髎穴、曲池穴、血海穴、陰陵泉穴、太衝穴、太白穴

疏通指引：上述穴道擇其二三，按壓五秒、十次為一個循環，並依情況增減

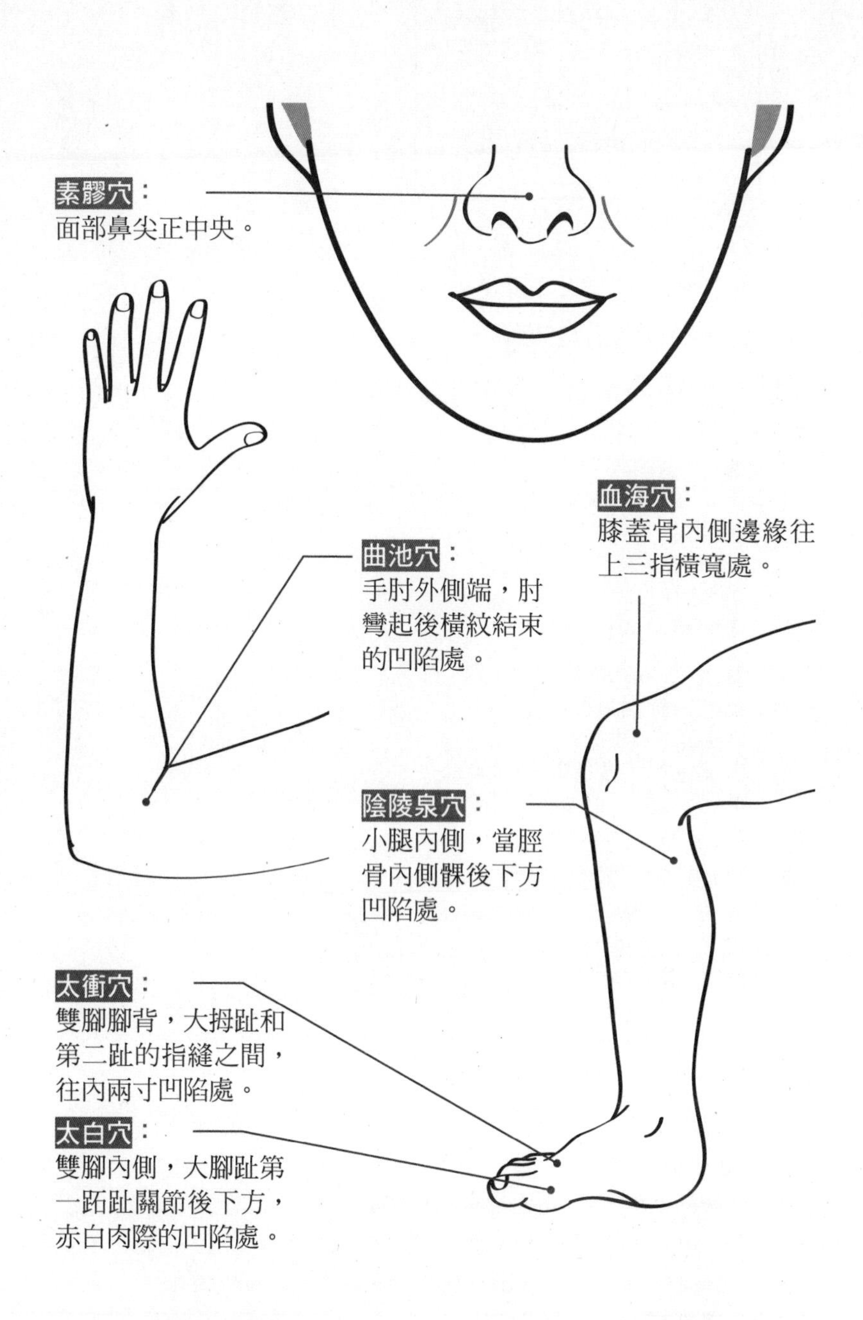
素髎穴：
面部鼻尖正中央。
血海穴：
膝蓋骨內側邊緣往
上三指橫寬處。
曲池穴：
手肘外側端，肘
彎起後橫紋結束
的凹陷處。
陰陵泉穴：
小腿內側，當脛
骨內側髁後下方
凹陷處。
太衝穴：
雙腳腳背，大拇趾和
第二趾的指縫之間，
往內兩寸凹陷處。
太白穴：
雙腳內側，大腳趾第
一跖趾關節後下方，
赤白肉際的凹陷處。

國家圖書館出版品預行編目 (CIP) 資料

活到 100 不失智 : 大腦逆齡對策 , 穴道醒神養腦術 / 陳品洋編審 . -- 第一版 .-- 臺北市 : 博思智庫股份有限公司 , 民 111.11 面 ; 公分

ISBN 978-626-96241-7-1(平裝)

1.CST: 失智症 2.CST: 健腦法 3.CST: 經絡療法

415.934 111016060

美好生活 43

活到100不失智

大腦逆齡對策，穴道醒神養腦術

編　　審 | 陳品洋
主　　編 | 吳翔逸
執行編輯 | 陳映羽
專案編輯 | 胡　梭、千　樊
美術主任 | 蔡雅芬
媒體總監 | 黃怡凡

發 行 人 | 黃輝煌
社　　長 | 蕭艷秋
財務顧問 | 蕭聰傑
出 版 者 | 博思智庫股份有限公司
地　　址 | 104 台北市中山區松江路 206 號 14 樓之 4
電　　話 | (02) 25623277
傳　　真 | (02) 25632892

總 代 理 | 聯合發行股份有限公司
電　　話 | (02)29178022
傳　　真 | (02)29156275

印　　製 | 永光彩色印刷股份有限公司
定　　價 | 320 元
第一版第一刷　西元 2022 年 11 月

ISBN 978-626-96241-7-1

博思智庫股份有限公司

博思智庫粉絲團　Facebook.com/broadthinktank